D0048350

LA DIETA
FastDiet

NO LONGER PROPERTY OF
GLENDALE LIBRARY,
ARTS & CULTURE DEPT.

LA DIETA

FastDiet

Baje de peso y aumente
su longevidad con el simple secreto
del ayuno intermitente

Dr. Michael Mosley
y Mimi Spencer

ATRIA ESPAÑOL

Nueva York   Londres   Toronto   Sídney   Nueva Delhi

613.25 MOS

ATRIA ESPAÑOL

Una división de Simon & Schuster, Inc.
1230 Avenue of the Americas
New York, NY 10020

Copyright © 2013 Dr. Michael Mosley y Mimi Spencer
Copyright de la traducción © 2013 Simon & Schuster, Inc.

Todos los derechos reservados, incluido el de reproducción total o parcial en cualquier forma. Para obtener cualquier información diríjase a: Atria Books Subsidiary Rights Department, 1230 Avenue of the Americas, New York, NY 10020.

La información contenida en este libro tiene un propósito educativo y no es para ser usada en diagnosis, prescripción o tratamiento de ningún tipo de trastornos de la salud. Esta información no debe sustituir la consulta con un profesional de las ciencias médicas competente. El contenido de este libro está concebido para que se use como una contribución adicional a un programa terapéutico racional y responsable prescrito por un médico en ejercicio. El autor y la editorial no son en modo alguno responsables del uso indebido de este material.

Primera edición en rústica de Atria Español, julio de 2013

ATRIA ESPAÑOL y su colofón son sellos editoriales de Simon & Schuster, Inc.

Para obtener información respecto a descuentos especiales en ventas al por mayor, diríjase a Simon & Schuster Special Sales al 1-866-506-1949 o a la siguiente dirección electrónica: business@simonandschuster.com.

La Oficina de Oradores (Speakers Bureau) de Simon & Schuster puede presentar autores en cualquiera de sus eventos en vivo. Para más información o para hacer una reservación para un evento, llame al Speakers Bureau de Simon & Schuster: 1-866-248-3049 o visite nuestra página web en www.simonspeakers.com.

Diseñado por Kyoko Watanabe
Fotografía de las comidas: Romas Foord

Impreso en los Estados Unidos de América

10 9 8 7 6 5 4 3 2 1

ISBN 978-1-4767-4753-8
ISBN 978-1-4767-4770-5 (ebook)

A mi esposa Clare y mis hijos, Alex, Jack, Daniel y Kate, por quienes vale la pena vivir más tiempo.

—M.M.

A Ned, Lily May y Paul, que son mi piedra angular, y a mis padres, que siempre han sabido que la comida es amor.

—M.S.

Contenido

LA DIETA
FastDiet

Introducción

E N LAS ÚLTIMAS DÉCADAS, LAS COMIDAS DE MODA han ido y venido, pero el consejo médico básico sobre lo que constituye un estilo de vida saludable casi no ha cambiado: consumir alimentos bajos en grasa, hacer más ejercicio… y, nunca, jamás, saltarse comidas. Sin embargo, en ese mismo período, en todo el mundo, los niveles de obesidad han aumentado en forma vertiginosa.

¿Hay entonces algún método diferente respaldado por-pruebas? ¿Un método con base en hechos científicos y no en opiniones? Nosotros sabemos que sí existe: es el ayuno inter-mitente.

Cuando por primera vez leímos sobre los beneficios del ayuno intermitente, lo mismo que muchas otras personas, reaccionamos con escepticismo. El ayuno parecía algo radical, difícil, y sabíamos que las

> Nada de lo que usted haga por su cuerpo tiene tanta fuerza como el ayuno.

dietas sean cuales fueren, por lo general estaban condenadas al fracaso. Sin embargo, después de estudiar a fondo el
ayuno y de comprobarlo en nosotros mismos, nos hemos
convencido de su enorme potencial.

En opinión de uno de los expertos médicos entrevistados
para este libro, "nada de lo que usted haga por su cuerpo
tiene tanta fuerza como el ayuno"

El ayuno: una idea antigua, un método moderno

El ayuno no es nada nuevo. En el capítulo siguiente descu-
briremos que nuestro organismo está diseñado para ayunar.
La humanidad ha venido evolucionando desde épocas en
las que el alimento escaseaba; somos producto de milenios
en los cuales abundancia y hambruna se alternaban. Y la
razón de que respondamos tan bien al ayuno intermitente
puede ser que éste reproduce, con mucha mayor precisión
que las tres comidas al día, el entorno en el cual se formó el
ser humano moderno.

El ayuno, por supuesto, sigue siendo artículo de fe para
muchos. Los ayunos de cuaresma, yom kippur y ramadán,
son apenas algunos de los ejemplos más conocidos. A los
cristianos ortodoxos griegos se recomienda ayunar 180 días
del año (según San Nicolás de Zicha, "la glotonería vuelve
al hombre pesimista y temeroso, pero el ayuno lo hace op-
timista y valiente"), mientras los monjes budistas ayunan
durante la luna nueva y la luna llena de cada mes lunar.

Sin embargo, muchos de nosotros pasamos la mayor parte del tiempo comiendo. Rara vez aguantamos hambre. Pero no estamos satisfechos con nuestro peso, nuestro cuerpo, nuestra salud.

El ayuno intermitente puede hacer que de nuevo entremos en contacto con nuestra naturaleza humana. Es un camino que no sólo nos lleva a perder peso, sino también a gozar de buena salud y bienestar a largo plazo. Los científicos apenas están empezando a descubrir y comprobar cuán poderosa herramienta es el ayuno.

Este libro es producto de avanzadas investigaciones de esos científicos y de su impacto en nuestras ideas sobre la pérdida de peso, la resistencia a las enfermedades y la longevidad. Pero también es resultado de nuestras propias experiencias.

Ambos —laboratorio y estilo de vida— vienen al caso, y hemos investigado el ayuno intermitente desde esos dos puntos de vista que se complementan. Primero, Michael, quien utilizó su propio cuerpo y su formación médica para comprobar el potencial del ayuno, enseña las bases científicas del ayuno intermitente (AI) y la dieta 5:2 que presentó al mundo en el verano de 2012.

Luego Mimi ofrece una guía práctica para ayunar en forma segura, efectiva y sostenible, de manera que el ayuno encaje fácilmente en su diario vivir. Ella estudia en detalle qué se siente al ayunar, qué se puede esperar cada día, qué se debe comer y cuándo, y proporciona un buen número de consejos prácticos y estrategias para ayudarle a usted a que obtenga el mayor beneficio de los sencillos preceptos de esta dieta.

Como verá a continuación, a nosotros dos la Dieta del Ayuno nos ha cambiado la vida. Esperamos que haga lo mismo por usted.

Motivación de Michael: el punto de vista masculino

A mis 55 años, con cinco pies once pulgadas de estatura, y antes de lanzarme a explorar el ayuno intermitente, pesaba alrededor de 187 libras, con un índice de masa corporal de 26, que me ubicaba en la categoría de sobrepeso. Delgado hasta los treinta y cinco años, como muchas personas gradualmente había ido ganando peso, tal vez una libra por año, que no parece demasiado, pero a lo largo de dos décadas, fue sumando sin prisa pero sin pausa. Poco a poco me fui dando cuenta de que empezaba a parecerme a mi padre, un hombre que toda su vida luchó contra su peso y falleció a los setenta y tantos años por complicaciones relacionadas con la diabetes. El día de su funeral, muchos de sus amigos comentaron cuánto me estaba pareciendo a él.

Mientras hacía un documental para la BBC, tuve la suerte de que se me practicara una imagen de resonancia magnética, examen que reveló que soy magro por fuera pero graso por dentro. Esa grasa visceral es una de las más peligrosas, pues al rodear los órganos internos aumenta el riesgo de cardiopatías y diabetes. Posteriormente, unos análisis de sangre mostraron que iba camino de ser diabético y tenía muy altos niveles de colesterol. Era obvio que debía hacer algo al respecto. Y lo intenté siguiendo las indicaciones usuales, con escasos resultados: peso y colesterol permanecieron en la zona de peligro.

Nunca antes había tratado de hacer dieta porque jamás había dado con una que me convenciera de que servía. Había visto a mi padre probar todo tipo de dietas, de la Scarsdale a la Atkins, de la Dieta de Cambridge a la Dieta del Bebedor, y con cada una de ellas perder algunas libras que pocos meses después además de recuperar, aumentaba.

Entonces, a principios de 2012, Aidan Laverty, editor de la serie científica *Horizon* de la BBC, me preguntó si me prestaría como conejillo de Indias para explorar el aspecto científico de la prolongación de la vida. No estaba yo muy seguro de lo que encontraríamos, pero con la productora Kate Dart y el investigador Roshan Samarasinghe, rápidamente decidimos que valía la pena explorar el tema de la restricción de calorías y el ayuno.

La restricción de calorías, o RC, es bastante radical; implica comer mucho menos de lo que una persona normal esperaría consumir y hacerlo así cada día de su (como es de esperar) larga vida. La razón por la que las personas se someten a hacerlo es que se trata de la única intervención que ha demostrado prolongar el tiempo de vida, al menos en animales. En el mundo hay unos 10.000 CRONes o practicantes de la Nutrición Óptima con Restricción de Calorías (*Calorie Restriction with Optimum Nutrition*, CRON por su acrónimo en inglés), y he conocido a un buen número de ellos. A pesar de que el perfil bioquímico de esas personas por lo general es excelente, jamás me he sentido inclinado a unirme a sus flacas filas. Simplemente no tengo la fuerza de voluntad ni el deseo de vivir todo el tiempo en una dieta extrema de pocas calorías.

De manera que me encantó descubrir el ayuno intermitente (AI), que implica consumir menos calorías, pero *únicamente parte del tiempo*. Si la ciencia estaba en lo correcto, el ayuno ofrecía los beneficios de la RC sin el sufrimiento.

Recorrí Estados Unidos y conocí destacados científicos que generosamente compartieron conmigo sus investigaciones e ideas. Quedó muy claro que el AI no es una moda más. Sin embargo, no resultaría tan fácil como lo había imaginado en un principio. Como verá más adelante en el libro, hay muchas maneras distintas de ayunar en forma intermitente. Algunas implican no comer nada durante veinticuatro o más horas. Otras, consumir una sola comida de pocas calorías una vez al día, día por medio. Ensayé ambas opciones, pero no me veía haciéndolo por costumbre. Simplemente me parecieron demasiado duras.

De modo que decidí crear mi propia versión modificada. Durante cinco días de la semana comería normalmente y en los dos días restantes consumiría la cuarta parte de mi ingesta calórica habitual (es decir, 600 calorías).

Dividí las 600 calorías en dos —unas 250 calorías para el desayuno y 350 para la cena— con lo que de hecho ayunaba doce horas de un tirón. También dividí mis días de ayuno: ayunaría los lunes y jueves. Y me convertí en mi propio experimento.

El programa *Eat, Fast, Live Longer*, que relataba en detalle mis aventuras con la que ahora denominamos la dieta 5:2, fue presentado por la BBC de Londres durante los Juegos Olímpicos de agosto de 2012. Pensé que se perdería en medio de la frenética actividad de los medios durante los Juegos, pero acabó generando una febril actividad propia. El programa fue visto por más de 2.5 millones de personas —de hecho una audiencia enorme para *Horizon*— y cientos de miles más lo vieron en YouTube. Mi cuenta de Twitter empezó a funcionar a toda marcha y se triplicó el número de mis seguidores. Todos ellos querían conocer mi propia versión del ayuno intermitente y todos me preguntaban qué debían hacer.

Los diarios agarraron la historia. Aparecieron artículos en *The Times* (Londres), el *Daily Telegraph*, el *Daily Mail* y el *Mail on Sunday*. Pronto la publicaron periódicos de todo el mundo: Nueva York, Los Ángeles, París, Madrid, Montreal, Islamabad y Nueva Delhi. Se crearon grupos en línea, se intercambiaron menús y experiencias, y en las salas de chat empezó el hervidero del tema del ayuno. Las personas comenzaron a detenerme en la calle para contarme lo bien que les estaba yendo con la dieta 5:2. También me enviaban detalles de sus experiencias, por correo electrónico. De esos mensajes, una cantidad sorprendentemente significativa resultó ser de médicos. Como yo, también lo habían visto inicialmente con escepticismo, pero cuando lo probaron en ellos mismos encontraron que servía y habían empezado a sugerirlo a sus pacientes. Querían información, menús y detalles de la investigación científica para analizarlo... y querían que escribiera un libro. Evadí el tema, lo dejé para después hasta que encontré una colaboradora de todo mi agrado y confianza: Mimi Spencer, profunda conocedora del tema de la alimentación. Así resultó lo que usted está leyendo.

Experiencia de Michael

Estudié medicina en el Royal Free Hospital, en Londres, y una vez aprobados mis exámenes médicos, ingresé a la BBC como aprendiz de asistente de productor. En los últimos veinticinco años, he realizado numerosos documentales científicos e históricos para la BBC, primero tras las cámaras y más recientemente frente a las mismas. Fui productor ejecutivo de *QED; Trust Me, I'm a Doctor* y *Superhuman*. Trabajé con John Cleese, Jeremy Clarkson, el Profesor Robert Winston, Sir David Attenborough y la Profesora Alice Roberts. Fui creador y productor ejecutivo de muchos programas para la BBC y el Discovery Channel, entre ellos *Pompeii: The Last Day; Supervolcano* y *Krakatoa: Volcano of Destruction*.

He sido presentador de una docena de series de la BBC, entre ellas *Medical Mavericks; Blood and Guts; Inside Michael Mosley; Science Stories; The Young Ones; Inside the Human Body* y *The Truth About Exercise*. Actualmente estoy produciendo tres nuevas series y soy un presentador científico habitual en *The One Show*, de la BBC.

He ganado numerosos premios, entre ellos el de Periodista Médico del Año, otorgado por la British Medical Association.

Motivación de Mimi:
el punto de vista femenino

Empecé a practicar el ayuno intermitente el día que se me encargó escribir un artículo para *The Times* sobre *Horizon*, el programa de Michael. Era la primera vez que oía del ayuno intermitente, pero a pesar del espíritu escéptico con el que durante dos décadas he analizado el curioso acontecer de la industria de la moda, el negocio de la belleza y la industria de las dietas, la idea me atrajo de inmediato.

También yo había probado dietas —qué mujer cuarentona no lo ha hecho—, había perdido peso y al recuperarlo en cuestión de semanas, además había perdido la fe. Aunque jamás he llegado a tener sobrepeso, ya llevaba algún tiempo interesada en deshacerme de las renuentes siete a diez libras que gané en el embarazo y no había podido perder. Las dietas que ensayaba siempre resultaban tan difíciles de cumplir, tan complicadas de poner en práctica, tan aburridas, duras, estrictas e invasivas, que le arrebataban todo el sabor a la vida y dejaban sólo las sobras. No había ninguna que yo pudiera adoptar e integrar a las circunstancias de mi vida de madre, periodista y esposa.

Durante años he sostenido que hacer dieta es una tontería condenada al fracaso por las restricciones y privaciones que se imponen a una vida de otra manera feliz, pero supe enseguida que ésta era diferente. Además de amplias y convincentes pruebas científicas, contaba con la calificación positiva de la comunidad médica (crucial para mí). Sus efectos en Michael y otros no sólo eran admirables, sino sorprendentes. En su documental *Horizon*, Michael la denominó el "inicio de algo grande... que podría transformar radicalmente la salud de la nación". No pude resistirme. Y tampoco se me ocurrió razón alguna para esperar.

Además de pruebas científicas amplias y convincentes, contaba con la calificación positiva de la comunidad médica (crucial para mí).

Después de escribir el artículo para *The Times*, no sólo fui una conversa. Me volví predicadora. Aún sigo con la dieta FastDiet, pero ni lo noto. Cuando empecé, pesaba 132 libras. Con cinco pies siete pulgadas de estatura, mi índice de masa corporal o IMC era 21.4. Hoy en día, cuando escribo estas líneas, peso 119 libras, con un IMC de 19.4. Me quité un buen peso de encima. Me siento liviana, delgada y llena de vida.

Después de seis meses de practicarla, tengo más energía, más vitalidad, una piel más limpia y más ganas de vivir. Además de nuevos jeans —esto debo contarlo— talla 27 en cintura, y nada de mi acostumbrado temor anual a los bikinis cuando se aproximaba el verano. Pero tal vez lo más importante es que he obtenido un beneficio a largo plazo. Estoy haciendo lo mejor para mi cuerpo y mi cerebro. Una cuestión íntima, pero vale la pena compartirla.

Me siento liviana, delgada y llena de vida.

Experiencia de Mimi

Llevo veinte años escribiendo para diarios y revistas británicas de circulación nacional, inicialmente en *Vogue*, y luego en *The Guardian*, *The Observer* y el *London Evening Standard*, donde me eligieron Periodista de la Moda del Año, en 2000. Actualmente soy columnista de la revista *Mail on Sunday's You* y periódicamente escribo artículos para *The Sunday Times*. En 2009 escribí un libro, *101 Things to Do Before You Diet*, en el cual manifiesto mi consternación por las dietas de moda, que parecen condenadas al fracaso por siempre. Tras dos décadas de búsqueda, he descubierto que el plan del ayuno intermitente es el único que hace perder peso y lo deja perdido. ¿Y qué decir de sus efectos rejuvenecedores? Poderosos.

La dieta FastDiet: potencial y promesa

Sabemos que para muchas personas, las dietas habituales simplemente no funcionan. La dieta del ayuno es una alternativa radical. Tiene el potencial de cambiar nuestra forma de pensar sobre los alimentos y la pérdida de peso.

- La dieta FastDiet exige que pensemos no solamente *qué* comemos, sino *cuándo* lo comemos.

- No hay reglas complicadas que seguir; la estrategia es flexible, comprensible y fácil de poner en práctica.

- No hay que controlar calorías diariamente —no existen el aburrimiento, la frustración, ni las privaciones que caracterizan a las dietas convencionales—.

- Sí, hay que ayunar, pero no como se lo está imaginando; no hay que "aguantar hambre" ningún día.

- Usted sigue disfrutando de las comidas que le encantan, la mayor parte del tiempo.

- Y para no recuperar el peso perdido, sólo hay que mantenerse con el programa básico.

- La pérdida de peso es apenas uno de los beneficios de la dieta intermitente. Pero los que realmente valen la pena son los beneficios de largo plazo para su salud: la disminución del riesgo de una serie de enfermedades como diabetes, cardiopatías y cáncer.

- Pronto comprenderá que no se trata sólo de una dieta. Es mucho más que eso: es una estrategia sostenible para tener una larga vida saludable.

Ahora usted querrá entender exactamente por qué estamos en capacidad de hacer estas sorprendentes aseveraciones. En el capítulo siguiente, Michael explica el aspecto científico que demuestra la eficacia de la dieta FastDiet.

CAPÍTULO UNO

La ciencia del ayuno

E N LA NATURALEZA, LO NORMAL PARA LA MAYORÍA DE los animales es que haya períodos de abundancia seguidos de hambrunas. No era frecuente que nuestros remotos antepasados comieran cuatro o cinco veces al día. Ellos mataban, se hartaban, reposaban y después debían soportar largos períodos de tiempo sin nada de comer. Nuestro organismo y nuestros genes se forjaron en un entorno de escasez, salpicado por comilonas ocasionales.

Hoy en día, por supuesto, las cosas son muy distintas. Comemos todo el tiempo. El ayuno —la voluntaria abstención de ingerir alimentos— es considerado una excentricidad, y ni siquiera saludable. La mayoría de nosotros espera hacer por lo menos tres comidas al día. Y, además de consumir sustanciosos refrigerios entre ellas, una que otra delicia como un cremoso capuchino por aquí, una galletica allá, o tal vez un batido de puras frutas (también conocido como *smoothie*) porque es "más saludable".

En otras épocas, los padres decían a sus hijos: "No comas entre comidas". Pero esos tiempos se acabaron. Recientes investigaciones realizadas en Estados Unidos en los últimos treinta años, que comparaban los hábitos alimenticios de 28.000 niños y 36.000 adultos, encontraron que la cantidad de tiempo entre lo que los investigadores tímidamente denominaron "ocasiones de comer" ha disminuido una hora en promedio. En otras palabras, en las últimas décadas la cantidad de tiempo que pasamos "sin comer" ha disminuido en forma drástica.[1] En la década de 1970, los adultos pasaban unas cuatro horas y media sin comer, y en el caso de los niños se esperaba que pasaran cuatro horas entre una y otra comida. Ahora eso se ha reducido a tres horas y media para los adultos y tres horas para los niños, sin incluir refrigerios y bebidas.

La idea de que comer poco y con frecuencia es "bueno" ha sido fomentada en parte por los fabricantes de bocadillos y los libros de dietas de moda, pero también ha tenido el apoyo del establecimiento médico. Su argumento es que es mejor ingerir muchas comidas pequeñas porque así sentiremos menos hambre y no nos hartaremos de comida chatarra con alto contenido de grasa. Eso es correcto, y algunos estudios han sugerido que es conveniente para la salud ingerir comidas pequeñas con regularidad, siempre que no se acabe comiendo más de la cuenta. Pero lo que ocurre en la vida real es esto último.

En el estudio que cité arriba, los autores encontraron que comparado con lo que ocurría treinta años atrás, ahora no sólo ingerimos 180 calorías más al día en refrigerios —muchas bebidas lácteas, batidos de frutas y bebidas con gas— sino que nuestras comidas habituales son más abundantes y han aumentado en promedio unas 120 calorías diarias. En otras palabras, los refrigerios no parecen hacernos comer menos a la hora de las comidas habituales; solamente nos abren el apetito.

Ahora es tan normal comer durante todo el día, algo que se espera suceda, que resulta extraño sugerir que vale la pena hacer lo contrario. Cuando empecé a ayunar, descubrí cosas inesperadas de mí mismo, de mis creencias y de mis actitudes hacia la comida:

- Descubrí que muchas veces como cuando no necesito hacerlo. Pero me di cuenta de que lo hago porque la comida está ahí o porque temo sentir hambre más tarde o simplemente por hábito.

- Creía que cuando se siente hambre, esa sensación aumenta hasta volverse intolerable y entonces uno se mete de cabeza en un cubo de helado. Pero encontré que la sensación de hambre pasa, y cuando uno ha estado realmente hambriento, ya no le teme.

Pensaba que el ayuno me distraería e impediría que me concentrara. Pero descubrí que agudiza mis sentidos y mi cerebro.

- Pensaba que el ayuno me distraería e impediría que me concentrara. Pero descubrí que agudiza mis sentidos y mi cerebro.

- Me preguntaba si experimentaría debilidad gran parte del tiempo. Ahora sé que el organismo es increíblemente adaptable, y muchos atletas con quienes lo he hablado recomiendan entrenar cuando se está ayunando.

- Temía que ayunar fuera increíblemente duro. Pero no lo es.

Por qué empecé a ayunar

Aunque la mayoría de las religiones recomienda ayunar (los sikhs son una excepción, pero hasta ellos permiten hacerlo por razones médicas), siempre había creído que el ayuno era básicamente una manera de ponerse a prueba uno mismo y también su fe. Aceptaba sus posibles beneficios espirituales, pero dudaba mucho de que produjera beneficios físicos.

Además, tengo bastantes amigos a quienes les preocupa su cuerpo físico, que durante años habían tratado de convencerme de que ayunara, pero yo nunca había podido aceptar su explicación de que la razón para ayunar era "darle un respiro al hígado" o "eliminar las toxinas". Ninguna de esas explicaciones tenía sentido para un escéptico como yo que además había estudiado medicina. Recuerdo que alguna vez un amigo me contó que tras un par de semanas de ayuno, su orina se había tornado negra, prueba de que estaba eliminando las toxinas. Pero para mí, eso sólo fue prueba de su ignorancia hippie y de que lo que estaba ocurriendo en su organismo como resultado del ayuno debía ser muy nocivo.

Como lo expliqué en la introducción, lo que me convenció de probar fue la combinación de mis propias circunstancias personales: cincuenta y cinco años, alta glicemia y leve sobrepeso, más las pruebas científicas que estaban surgiendo y enumero a continuación.

Lo que no nos mata nos fortalece

Fueron bastantes los investigadores que influyeron en mí de distintas maneras, pero entre ellos se destaca el Dr. Mark Mattson del National Institute of Aging en Bethesda, Maryland. Un par de años atrás escribió con Edward Calabrese un artículo para la revista *NewScientist*, titulado "When a Little Poison is Good for You",[2] que realmente me puso a pensar.

"Un poquito de veneno le hace bien" es una manera pintoresca de describir la teoría de la hormesis: la idea de que cuando un ser humano, o de hecho cualquier otra criatura, es expuesto a una tensión o una toxina, eso puede fortalecerlo. La hormesis no es sólo una variante de "enrólate en el ejército y harán un hombre de ti"; ahora es una explicación biológica bien aceptada de la forma en que todo opera a nivel celular.

Tome, por ejemplo, algo tan sencillo como el ejercicio. Cuando usted corre o bombea hierro, lo que está haciendo en realidad es dañar sus músculos, causándoles pequeñas rupturas y desgarraduras. Si usted no se sobrepasa, su organismo responde reparándolas y en ese proceso fortalece los músculos.

Los vegetales son otro ejemplo. Todos sabemos que deberíamos comer muchas frutas y vegetales porque contienen antioxidantes en grandes cantidades y los antioxidantes son excelentes porque dan buena cuenta de los peligrosos radicales libres que recorren nuestro organismo haciendo daño.

El problema de esta ampliamente aceptada explicación de cómo "trabajan" frutas y vegetales, es que casi es incorrecta o por lo menos no es completa. Los niveles de antioxidantes presentes en frutas y vegetales son demasiado bajos para producir los profundos efectos claramente inherentes a ellos. Además, los intentos de extraer antioxidantes de las plantas y suministrarlos en forma concentrada como suplemento para inducir buena salud no han arrojado resultados convincentes cuando se han puesto a prueba en estudios a largo plazo. El betacaroteno, cuando se obtiene de una zanahoria, indudablemente es bueno. Pero cuando se ha tomado de la zanahoria y se ha dado como suplemento a pacientes con cáncer, de hecho parece haberlos empeorado.

Si estudiamos los vegetales a través del prisma de la hormesis, encontraremos pistas sobre la forma totalmente diferente en que trabajan.

Analice esta aparente paradoja: en la naturaleza, a menudo el sabor amargo se asocia con veneno, algo que se debe evitar. Las plantas producen una enorme gama de los denominados fitoquímicos, y algunos de ellos actúan como pesticidas naturales para que mamíferos como nosotros no los coman. Su sabor amargo es una clara señal de advertencia: "aléjate". De modo que hay buenas razones evolutivas por las cuales los alimentos de sabor amargo nos deben desagradar y debemos evitarlos. Sin embargo, algunos de los vegetales particularmente benéficos para nosotros, como repollo, coliflor y brócoli, así como otras especies del género *Brassica*, son tan amargos que aún de adultos muchos debemos esforzarnos para conseguir que nos gusten.

La respuesta a esta paradoja es que esos vegetales tienen sabor amargo porque contienen químicos potencialmente venenosos. Pero no nos hacen daño porque en los vegetales esos químicos existen en dosis tan bajas que no son tóxicas, y en lugar de envenenar, activan respuestas al estrés y encienden genes que protegen y reparan.

El ayuno y la hormesis

Una vez que empezamos a mirar el mundo de esta manera, nos damos cuenta de que muchas actividades que inicialmente considerábamos estresantes —comer vegetales amargos, salir a correr, ayunar en forma intermitente— no son perjudiciales. El propio reto se vuelve parte del beneficio. El hecho de que una prolongada situación de hambre claramente sea muy perjudicial para una persona, no implica que breves períodos de ayuno intermitente lo sean poco. De hecho es todo lo contrario.

El Dr. Valter Longo, director del Longevity Institute of the University of Southern California, me hizo caer en cuenta de ello. Su investigación se ha dedicado más que todo a estudiar las razones del envejecimiento, en particular los métodos que disminuyen el riesgo de padecer enfermedades relacionadas con la edad, como cáncer y diabetes.

Visité a Valter no sólo porque es un experto de talla mundial, sino porque amablemente accedió a ser mi mentor y amigo de ayuno, para contribuir a inspirarme y guiarme a través de mi primera experiencia de ayuno.

Además de haber estudiado el ayuno durante muchos años, Valter es un entusiasta partidario del mismo. Vive de acuerdo con su investigación y se siente de maravilla con el tipo de dieta baja en proteínas y alta en vegetales que sus abuelos disfrutan en el sur de Italia. Tal vez no sea coincidencia que sus abuelos vivan en una región de Italia que tiene una concentración extraordinariamente alta de gente longeva.

Como lo indicaría una dieta bastante estricta, Valter no almuerza para mantener bajo su peso. Además de eso, más o menos cada seis meses hace un largo ayuno de varios días. Alto, delgado, lleno de energía, e italiano, Valter es una inspiradora imagen para potenciales practicantes del ayuno.

La razón principal de su decisión de ayunar es que su investigación, al igual que la de otros científicos, ha comprobado la extraordinaria gama de beneficios medibles que se obtienen al practicarlo. Prescindir de la comida aún por breves períodos de tiempo, activa un número de los denominados genes reparadores, los cuales, según explica, pueden generar beneficios de largo plazo. "Existe una gran cantidad de pruebas iniciales que sugieren que el ayuno temporal periódico puede inducir cambios de larga duración en lo concerniente al envejecimiento y enfermedades", me dijo. "Toma a una persona, la pones a ayunar, y en cuestión de veinticuatro horas todo estará revolucionado. Incluso si se tomara un cóctel de medicamentos, medicamentos muy potentes, no llegaría ni cerca de lo que puede lograr con el ayuno. La belleza del ayuno es que todo va coordinado".

> Existe una gran cantidad de pruebas iniciales que sugieren que el ayuno temporal periódico puede inducir cambios de larga duración en el envejecimiento y enfermedades.

El ayuno y la longevidad

La mayoría de los primeros estudios de largo plazo sobre los beneficios del ayuno se realizaron en roedores y aportaron importantes conocimientos sobre los mecanismos moleculares que lo sustentan.

En uno de los primeros estudios, realizado en 1945, las ratas ayunaron uno de cada cuatro días, uno de cada tres o uno de cada dos. Los investigadores encontraron que las ratas que habían ayunado vivían más que las del grupo de control, y que cuanto más tiempo ayunaban más tiempo vivían. Y también comprobaron que, a diferencia de las ratas sometidas a una restricción de calorías todo el tiempo, las que ayunaban no se habían atrofiado físicamente.[3]

Desde entonces, numerosos estudios han confirmado, al menos para los roedores, el valor del ayuno. ¿Pero por qué ayuda el ayuno? ¿Cuál es el mecanismo?

Valter cuenta con su propia provisión de ratones genéticamente creados, conocidos como ratones enanos o Laron, y me los ha enseñado en detalle. Estos ratones, aunque pequeños, ostentan el récord de longevidad extendida en un mamífero. En otras palabras, viven por un tiempo asombrosamente prolongado.

La vida del ratón promedio no es muy larga, tal vez dos años. Los ratones Laron viven casi el doble, muchos por casi cuatro años cuando se les restringen las calorías. En un ser humano, eso equivaldría a vivir casi 170 años.

Lo fascinante de estos ratones Laron no sólo es que vivan tanto tiempo, sino que se mantienen saludables durante la mayor parte de su muy larga existencia. Simplemente no parecen ser propensos a diabetes o cáncer, y la mayoría de las veces su muerte se debe a causas naturales. Valter me dijo que cuando les practican la autopsia, a menudo resulta imposible determinar la causa de muerte. Los ratones simplemente parecen caer muertos.

La razón por la cual estos ratones son tan pequeños y tan longevos, es que han sido creados genéticamente de manera que su organismo no responde a una hormona llamada IGF-1, acrónimo en inglés del factor de crecimiento insulínico tipo 1. La IGF-1, como su nombre lo indica, tiene efectos promotores del crecimiento sobre prácticamente cada una de las células del cuerpo. Es decir, mantiene las células activas constantemente. Cuando la persona es joven y está en crecimiento, se requieren determinados niveles de IGF-1, pero parece que más adelante en la vida esos altos niveles tienden a acelerar el envejecimiento y el cáncer. Como lo explica Valter, viene a ser lo mismo que conducir un auto sin despegar el pie del pedal del acelerador, forzándolo todo el tiempo. "Imagine que en vez de llevar ocasionalmente el auto al taller y cambiarle algunas partes y piezas, usted siguiera conduciéndolo y conduciéndolo y conduciéndolo. El auto, por supuesto, se estropeará".

El propósito del trabajo de Valter es determinar cuánto tiempo se puede seguir conduciendo tanto como se pueda, tan rápido como se pueda y disfrutando la vida, y piensa que la respuesta es el ayuno intermitente. Porque uno de los efectos del ayuno es hacer que el organismo reduzca la cantidad de IGF-1 que produce.

La prueba de que el factor de crecimiento juega un papel fundamental en muchas de las enfermedades propias del envejecimiento proviene no sólo de ratones creados, como los ratones Laron, sino también de seres humanos. En los últimos siete años, Valter ha venido estudiando aldeanos de Ecuador con un defecto congénito llamado síndrome de Laron o enanismo tipo Laron, trastorno sumamente raro que afecta a menos de 350 personas en todo el mundo. Las personas con síndrome de Laron tienen una mutación en el receptor de su hormona de crecimiento (GHR por su acrónimo en inglés), y muy bajos niveles de IGF-1. Los ratones Laron creados genéticamente presentan un tipo similar de mutación del GHR.

Los aldeanos con síndrome de Laron normalmente son de muy baja estatura; algunos miden menos de 1.20 m. Pero lo más sorprendente acerca de ellos es que, tal como los ratones Laron, simplemente no parecen contraer enfermedades comunes como diabetes y cáncer. De hecho, Valter dice que aunque estos aldeanos han sido estudiados durante muchos años, él no ha encontrado ni un solo caso de alguno con síndrome de Laron que haya muerto de cáncer. En cambio a sus parientes, que viven en el mismo hogar con ellos pero no tienen Laron, sí les da cáncer.

Sin embargo, lo decepcionante para quien abrigue la esperanza de que la IGF-1 contenga el secreto de la inmortalidad, es que —a diferencia de los ratones— las personas con Laron no son tan excepcionalmente longevas. Valter piensa que puede ser, entre otras razones, porque tienden a disfrutar su vida más que a preocuparse por su estilo de vida. "Ellos fuman, su dieta es rica en calorías, y me miran y dicen, 'Oh, eso no importa, soy inmune'".

Valter piensa que ellos prefieren vivir como quieren y morir a los 85, que vivir con más cuidados y tal vez sobrepasar los 100 años. A él le gustaría persuadir a algunos de ellos de que adopten un estilo de vida más saludable para ver qué ocurre, pero sabe que no vivirá lo suficiente para ver el resultado.

El ayuno y los genes reparadores

Además de reducir los niveles de IGF-1 en circulación, el ayuno también parece activar un número de genes reparadores. La razón de que eso ocurra todavía no se ha entendido por completo, pero el argumento evolutivo es algo así como que mientras tengamos suficiente comida, nuestro organismo se interesará básicamente en el crecimiento, en tener sexo y en reproducirse. La naturaleza no ha dispuesto términos de largo plazo para nosotros; no le apuesta a nuestra vejez. Una vez que nos hemos reproducido, nos volvemos desechables. Entonces ¿qué sucede si usted decide ayunar? Bueno, pues la reacción inicial del organismo es de choque. A su cerebro llegan señales para recordarle que usted está hambriento e instarlo a buscar algo de comer. Pero usted se resiste. El organismo entonces decide que la razón por la cual usted no está comiendo la misma cantidad y con la misma frecuencia que usualmente lo hace, debe ser que se encuentra en una situación de hambruna (que en el pasado habría sido muy normal).

En una situación de hambruna, no tiene sentido gastar energía en el crecimiento o el sexo. Lo más razonable que el organismo puede hacer es distribuir su preciosa reserva de energía en reparaciones, tratando de mantenerlo razonablemente bien hasta que vuelvan los buenos tiempos. El resultado es algo así como cuando usted retira el pie del acelerador, su organismo se lleva a sí mismo al equivalente celular de un taller y allí les ordena a todos los mecánicos

—que son los pequeños genes— que empiecen a realizar algunas urgentes tareas de mantenimiento que hasta ahora se habían venido postergando.

Una de las cosas que hace la restricción de calorías, por ejemplo, es activar un proceso llamado autofagia.[4] La autofagia, que significa "comerse a sí mismo", es un proceso por el cual el organismo descompone y recicla las células viejas y cansadas. Igual que con un auto, es importante deshacerse de las partes dañadas o viejas si se quiere mantener las cosas funcionando como es debido.

Valter piensa que a la mayoría de las personas con IMC superior a 25 les sería beneficioso ayunar, pero también dice que si planean ayunar durante más de un día, deben hacerlo en un centro adecuado. Y explica: "Un ayuno prolongado es una intervención extrema. Si se hace bien, puede hacer mucho a su favor. Si no se hace correctamente, puede hacerlo en su contra". Con un ayuno prolongado que dure varios días, se presenta alguna baja de la presión arterial y ocurre alguna reprogramación metabólica bastante profunda. Hay personas que se desmayan. No es lo común, pero ocurre.

Una de las áreas de investigación de Valter es la de efectos del ayuno sobre el cáncer (véase la página 51), y estos parecen ser optimizados más por el ayuno prolongado que por el ayuno intermitente. Como lo señala él, la primera vez que usted trate de ayunar durante unos cuantos días, puede resultar difícil. "Nuestro organismo está acostumbrado a altos niveles de glucosa y de insulina, así que adaptarse toma tiempo. Pero eventualmente deja de ser tan duro".

No me entusiasmó lo de "eventualmente", pero para entonces ya sabía que tendría que intentarlo. Era un reto, y yo creía poder ganarlo. Cerebro contra estómago. Sin discusión.

La experiencia de ayunar cuatro días

No creo que sea necesario ni particularmente deseable hacer un ayuno prolongado antes de embarcarse en la dieta intermitente. Aunque como lo expliqué arriba ayunar menos de veinticuatro horas implica unos cuantos riesgos conocidos, un ayuno prolongado conlleva otros riesgos. Decidí empezar con un ayuno de cuatro días porque sabía que estaba en buenas manos. Además había hecho medir mis niveles de IGF-1 justo antes de conocer a Valter y eran altos. No demasiado altos, como me dijo con amabilidad, pero sí en el tope del rango (véanse mis datos en la página 63).

Los altos niveles de IGF-1 se asocian a varios tipos de cáncer, entre ellos el de próstata, que mi padre tuvo. ¿Cambiaría algo un ayuno de cuatro días?

Se me había advertido que los primeros días podrían ser duros, pero después empezaría a experimentar los efectos de lo que Valter denomina la química del bienestar. Y mejor aún, la próxima vez que ayunara todo sería más fácil, porque mi cuerpo y cerebro tendrían el recuerdo y entenderían por las que yo estaba pasando.

Tomada la decisión de practicar un ayuno prolongado, mi próxima decisión fue cuán riguroso sería. Los rusos parecen preferirlo duro. Para ellos, un ayuno consiste en tomar agua, duchas frías y hacer ejercicio. Los alemanes, por otra parte, prefieren que sus ayunos sean mucho más suaves. En una clínica de ayuno en Alemania, probablemente le sirvan unas 200 calorías diarias, en un entorno muy confortable.

Quería ver resultados, así que me decidí por un británico término medio. Comería 25 calorías diarias, sin duchas frías, y sólo trataría de trabajar normalmente.

Así fue como una tibia noche de lunes disfruté mi última comida, una cena bien llenadora: bistec, papas fritas y ensalada, acompañada con cerveza. Experimenté una cierta inquietud cuando fue evidente que durante los cuatro días siguientes no tomaría nada fuera de agua, té o café negro sin azúcar, y comería una mísera taza de sopa baja en calorías, cada día.

A pesar de lo que había escuchado y leído, antes de empezar mi ayuno albergaba el secreto temor de que el hambre crecería y crecería royendo mi interior hasta que yo finalmente cedería y correría a una pastelería. Las primeras veinticuatro horas fueron bastante duras, como Valter lo había pronosticado, pero como también había predicho, las cosas mejoraron, no empeoraron. Claro que sí, experimenté retortijones de hambre, algunos bastante fuertes, pero si me mantenía ocupado acababan por desaparecer.

Durante las primeras veinticuatro horas de un ayuno se producen cambios muy profundos en el interior del organismo. En pocas horas se consume la glucosa que circulaba en la sangre, y si no se reemplaza por comida, el organismo recurre al glicógeno, una forma de glucosa estable que se almacena en los músculos y el hígado.

La quema de grasa sólo se activa cuando el glicógeno se acaba. Lo que realmente sucede es que en el hígado se descomponen los ácidos grasos y se producen los llamados cuerpos cetónicos. Entonces, en lugar de glucosa, el cerebro utiliza esos cuerpos cetónicos como combustible. Como el organismo no está acostumbrado a ellos, es posible que se experimente dolor de cabeza, aunque a mí no me dolió. Posiblemente usted experimente dificultad para dormir. Me cuesta poner en palabras el peor problema que yo tuve con el ayuno: a veces sólo me sentía "incómodo". La verdad es que no puedo describirlo con más precisión. No me sentía desfallecido ni mareado, simplemente fuera de lugar.

> Durante las primeras veinticuatro horas de un ayuno se producen cambios muy profundos en el interior del organismo.

Sí, me sentí hambriento ocasionalmente, pero la mayor parte del tiempo lo pasé sorprendentemente alegre. Para el día tres, las hormonas del bienestar ya habían llegado al rescate.

El viernes, que era el día cuatro, casi me sentí decepcionado de que se estuviera acabando. Casi. A pesar de la advertencia de Valter de que una comilona acabando de suspender un ayuno es desaconsejable, me serví un buen plato de huevos con tocineta y me dispuse a comer. Pocos bocados después, me sentí lleno. En realidad no necesitaba más y de hecho me salté el almuerzo.

Esa tarde me tomaron nuevas muestras para mis exámenes y descubrí que había perdido algo menos de tres libras de peso corporal, de las cuales una buena porción era grasa. También me encantó ver que mis niveles de glicemia habían disminuido sustancialmente y los de IGF-1, que habían estado precisamente en el tope del rango recomendado, habían bajado. De hecho casi a la mitad. Buenas noticias todas. Había perdido grasa, los resultados del análisis de sangre eran buenos, y había aprendido que puedo controlar el hambre. Valter quedó muy complacido con los cambios, en especial con la baja de IGF-1 porque redujo significativamente el riesgo de cáncer. Pero me advirtió de que si volvía a mi antiguo estilo de vida, estos cambios no serían permanentes.

La investigación de Valter señala que los altos niveles de proteína de una dieta típicamente occidental ayudan a mantener altos los niveles de IGF-1. Por mi parte, sabía que la carne y el pescado contienen proteína, pero me sorprendió enterarme de que la leche la contiene en igual proporción. Estaba acostumbrado a tomar un aguado *latte* o café con leche, casi todas las mañanas. Tenía la ilusión de que por prepararlo con leche descremada, era saludable. Lo cierto es que, aunque bajo en grasa, un café con leche grande contiene unos 11 gramos de proteína. Así que la sugerencia es atenerse a la normativa del gobierno, que aparece en sitios web como este: http://www.cdc.gov/nutrition/everyone/basics/protein.html. Los niveles recomendados varían de acuerdo con la edad y el género. Unos 46 gramos de proteína para mujeres entre los 19 y 75 años, y 55 gramos de proteína para hombres también entre 19 y 75. Me di cuenta de que el café con leche debía desaparecer.

El ayuno y la pérdida de peso

Un ayuno prolongado podría servir para perder peso. Tal como lo describí arriba, hice un ayuno de cuatro días básicamente por curiosidad, pero no lo recomendaría como régimen para perder peso porque sería absolutamente insostenible. A menos de que lo combine con un vigoroso ejercicio, la gente que haga ayunos prolongados, además de peso también puede perder músculo con igual rapidez. Por otra parte, cuando lo suspendan (y eventualmente deberán hacerlo), el riesgo es que de nuevo acumulen peso.

Por fortuna el ayuno intermitente, menos drástico y tema de este libro, lleva a perder peso a un ritmo constante, que parece ser sostenible y sin que haya pérdida de músculo.

ADA, ayuno en días alternos

Una de las formas más ampliamente estudiadas de ayuno a corto plazo es la de días alternos o ADA. Como su nombre lo indica, significa no comer alimentos, o comer relativamente poco un día sí y otro no. Uno de los pocos investigadores que han hecho estudios sobre seres humanos en este campo es la Dra. Krista Varady de la Universidad de Illinois en Chicago.

Este plan también se ha denominado ayuno en días alternos modificado o ADAM.

Krista es delgada, encantadora y muy divertida. Nos conocimos en una tradicional cafetería americana, donde sintiéndome culpable engullí una hamburguesa y papas fritas mientras Krista me contaba de sus recientes estudios con voluntarios humanos.[5] En los días de ayuno de Krista, a los hombres les están permitidas unas 600 calorías diarias, y a las mujeres, 500. En el régimen de ella usted ingiere todas sus calorías de un sólo tirón, normalmente a la hora del almuerzo. En los días que no ayuna, en términos generales se le permite comer todo lo que quiera.

Lo que sorprendió a Krista es que, aunque les estaba permitido, en sus días de no ayuno las personas no comían como desaforadas. "Cuando empecé con estos estudios, pensé que la gente comería el 175 por ciento al día siguiente; que simplemente compensarían todo y no perderían peso alguno. Pero la mayoría de las personas come alrededor de un 110 por ciento, solo un poco más de lo que habitualmente come. Todavía no lo he medido, pero creo que tiene que ver con el tamaño del estómago, hasta cuánto puede expandirse. Porque en realidad es bastante difícil comer casi el doble de la cantidad que una persona ingiere normalmente, aunque con el tiempo sea posible hacerlo; los estómagos de las personas obesas se vuelven más grandes hasta que les caben, ya sabe, 5.000 calorías diarias. Pero lograrlo en forma inmediata realmente cuesta trabajo".

En sus primeros estudios, a los participantes se les pedía atenerse a una dieta baja en grasa, pero lo que Krista quería saber era si el ADA también serviría si permitía comer una dieta típicamente americana de alto contenido de grasa. Así que le pidió a treinta y tres voluntarios obesos, en su mayoría mujeres, que practicaran el ADA durante ocho semanas. Antes de empezar, se dividió a los participantes en dos grupos. Un grupo con una dieta baja en grasa, quesos y lácteos bajos en grasa, carnes muy magras y bastantes frutas y vegetales. Al otro grupo se le permitió comer *lasagna* con alto contenido de grasa y pizza, el tipo de dieta que un americano típico consumiría (los estadounidenses ingieren alrededor de 35 a 45 por ciento de grasa en su dieta).

Según explicó Krista, los resultados obtenidos fueron inesperados. Investigadores y voluntarios suponían que las personas con la dieta baja en grasa perderían más peso que aquellas en la dieta con alto contenido de grasa. Y ocurrió exactamente lo contrario. Los voluntarios de la dieta alta en grasa perdieron un promedio de 12.32 libras, mientras los de la dieta baja en grasa perdieron 9.24 libras. Todos perdieron unas 2,75 pulgadas de cintura.

Krista piensa que la principal razón para ello fue la observancia. Era más probable que los voluntarios a quienes aleatoriamente les tocó la dieta de alto contenido de grasa se atuvieran a ella simplemente porque les parecía mucho más agradable. Y no hubo solamente pérdida de peso. Ambos grupos vieron impresionantes bajas del colesterol LDL (el malo) y la presión arterial. Esto significa que redujeron su riesgo de enfermedades cardiovasculares, de ataque cardíaco y derrame cerebral.

Krista no quiere estimular a las personas a que se harten

de comida chatarra. Preferiría que las personas que practi-can el ADA aumenten su ingesta de frutas y vegetales. El problema es que, como señala muy exasperada, durante décadas los médicos han venido sugiriendo a la gente que adopte un estilo de vida sano, y no muchos lo hacemos. Ella piensa que los dietistas deberían tener más en cuenta lo que las personas hacen que lo que a ellos como dietistas les gus-taría que esas personas hicieran.

Otro significativo beneficio del ayuno intermitente es que no parece que uno pierda músculo, como pasaría en un régimen normal de restricción de calorías. La propia Krista no está segura del por qué y desea investigar más al respecto.

El ayuno de dos días

Uno de los problemas del ADA, por el cual poco me atrae, es que hay que hacerlo un día sí y un día no. En mi experien-cia, eso puede resultar inconveniente socialmente y agota-dor emocionalmente. La semana queda sin una pauta y a las demás personas, amigos y familia, les queda difícil saber cuál día será de ayuno y cuál no.

Para empezar, a diferencia de los voluntarios de Krista, mi sobrepeso no era tan excesivo, y me preocupaba perder mucho peso demasiado rápidamente. Es por eso que des-pués de ensayar con el ADA por un breve período, decidí suspenderlo y volver a ayunar dos días por semana. Más adelante en este capítulo me referiré en más detalle a eso.

Ahora tengo mi propia experiencia para echar mano

de ella (véase la página 57), junto con las experiencias de cientos de otras personas que me han escrito en los últimos meses. Pero ¿se han realizado estudios de ayuno de dos días en seres humanos?

La Dra. Michelle Harvie, una dietista del Genesis Breast Cancer Prevention Centre del Wythenshawe Hospital en Manchester, Inglaterra, ha realizado estudios para evaluar los efectos del ayuno de dos días en participantes voluntarias. En un estudio reciente, repartió a 115 mujeres en tres grupos. A un grupo se le pidió atenerse a una dieta mediterránea de 1.500 calorías y también les recomendó evitar comidas con alto contenido de grasa y el alcohol.[6] A las de otro grupo se les pidió comer normalmente cinco días de la semana, y los dos días restantes hacer una dieta de 650 calorías, baja en carbohidratos. Y al último grupo se le pidió evitar los carbohidratos durante dos días de la semana, pero sin restricción de calorías el resto del tiempo.

Después de tres meses, las mujeres que practicaron la dieta de dos días habían perdido un promedio de 8.80 libras, que era casi el doble de las que hicieron dieta de tiempo completo, cuyo promedio de pérdida de peso fue de 5.28 libras. En los grupos de dos días de dieta también mejoró significativamente la resistencia a la insulina (véase más sobre insulina en la página 47).

El objetivo fundamental del trabajo de Michelle es tratar de reducir el riesgo de cáncer de seno mediante intervenciones dietéticas. Ambos, obesidad y alto nivel de resistencia a la insulina, son factores de riesgo. En el sitio web de Genesis (www.genesisuk.org), Michelle señala que en el Genesis

Breast Cancer Prevention Centre del University Hospital of South Manchester NHS Foundation Trust, se ha venido estudiando el ayuno intermitente durante más de seis años y su investigación ha mostrado que disminuir las calorías dos días a la semana proporciona los mismos beneficios, y posiblemente más, que practicar una dieta normal con restricción de calorías. "A la fecha, nuestra investigación ha concluido que, comparada con la práctica de hacer dieta diariamente, la dieta FastDiet parece ser otro método seguro y viable para perder peso y también para mantenerlo más bajo".

A la fecha, nuestra investigación ha concluido que, comparada con la práctica de hacer dieta diariamente, la dieta FastDiet parece ser otro método seguro y viable para perder peso y mantenerlo más bajo.

¿Son las calorías solamente?

Si en cada uno de dos días a la semana uno come 500 o 600 calorías y no lo compensa exageradamente durante el resto de la semana, perderá peso en forma constante.

Pero ¿hay alguna prueba de que el ayuno intermitente sí hace más que eso? Recientemente encontré un estudio fascinante que sugiere que el *cuándo* se come puede ser casi tan importante como el *qué* se come.

En este estudio, científicos del Salk Institute for Biological Studies tomaron dos grupos de ratones y los alimentaron con una dieta de ayuno.[7] Todos los ratones recibieron exactamente la misma cantidad de comida, la única diferencia fue que a los de un grupo se les permitió comer cuando se les antojara, bastante parecido a lo que hacemos los humanos, mientras los ratones del otro grupo tenían que comerse su alimento en un período de ocho horas. Esto significaba que había dieciséis horas del día en las que ellos ayunaban involuntariamente.

Pasados 100 días, las diferencias entre ambos grupos de ratones eran muy marcadas. A los que habían estado picando su grasosa comida se les subió el colesterol y la glicemia, y presentaron daño hepático. Los ratones que habían sido forzados a ayunar dieciséis horas al día, aumentaron mucho menos de peso (28 por ciento menos) y presentaron un daño hepático mucho menor, a pesar de haber comido exactamente la misma cantidad y calidad de comida. También presentaron niveles más bajos de inflamación crónica, lo cual sugiere que redujeron el riesgo de varias enfermedades, entre ellas cardiopatías, cáncer, derrame cerebral y Alzheimer.

La explicación de los investigadores de Salk para lo anterior es que todo el tiempo que uno pasa comiendo, los niveles de insulina se están elevando y el organismo se queda atascado en un modo de almacenamiento de grasa (véase la discusión sobre la insulina en la página 47). Solamente después de varias horas de ayuno es que el organismo puede desactivar el almacenamiento de grasa y activar los mecanismos para quemarla. De modo que si usted es un ratón y está picando constantemente, su organismo simplemente seguirá produciendo y almacenando grasa, lo que se traducirá en obesidad y daño hepático.

Ya en este punto, espero que usted esté tan convencido como yo de que además de ayudar a perder peso, el ayuno ofrece múltiples beneficios para la salud. Había sabido de algunos de estos hechos antes de que realmente me interesara en el ayuno y, aunque inicialmente escéptico, el peso de las pruebas me convirtió.

Pero hay un campo de estudio que sí fue una absoluta sorpresa: la investigación que muestra que el ayuno puede mejorar el estado de ánimo y proteger al cerebro de la demencia y el deterioro cognitivo. Esto, para mí, fue nuevo, inesperado, y muy excitante.

Pero hay un campo de estudio que sí fue una absoluta sorpresa: la investigación que muestra que el ayuno puede mejorar el estado de ánimo y proteger al cerebro de la demencia y el deterioro cognitivo.

El ayuno y el cerebro

El cerebro, como dijo Woody Allen una vez, es mi segundo órgano favorito. Pero podría ubicarlo en primer lugar, ya que sin él nada más funcionaría. El cerebro, esas casi tres libras de materia gris-rosácea de consistencia parecida a la tapioca, ha sido descrito como el objeto más complejo del universo conocido. Nos permite construir, escribir poesía, dominar el planeta y hasta entendernos a nosotros mismos, algo que ninguna otra criatura ha logrado.

También es una máquina extraordinariamente eficiente que ahorra energía, se encarga de todo ese complicado pensamiento y se asegura de que nuestro organismo funcione correctamente con la misma cantidad de energía que un bombillo de 25 vatios. El hecho de que normalmente nuestro cerebro sea tan flexible y adaptable hace que su daño sea algo muy trágico. Sé que en la medida que he envejecido mi memoria se ha vuelto más falible. Lo he compensado usando una variedad de trucos de memoria aprendidos a través de los años, pero aun así, ocasionalmente me encuentro esforzándome para recordar nombres y fechas. Mucho peor que eso, sin embargo, es el temor de que un día pierda mi mente por completo, quizás por algún tipo de demencia. Obviamente quiero mantener mi cerebro en la mejor forma posible, el mayor tiempo posible. Por fortuna el ayuno parece ofrecer una protección significativa.

El hombre con quien fui a discutir mi cerebro es Mark Mattson.

Director del Laboratory of Neurosciences del National Institute on Aging, Mark es uno de los científicos más respetados en su campo, el estudio del cerebro que está envejeciendo. Encuentro su trabajo realmente alentador —por sugerir que el ayuno puede ayudar a combatir enfermedades como el Alzheimer, la demencia y la pérdida de memoria—.

Aunque podría haber tomado un taxi hasta su oficina, decidí caminar. No sólo porque se queman calorías sino porque caminar también mejora el estado de ánimo y puede ayudarnos a conservar la memoria. A medida que envejecemos, normalmente nuestro cerebro se encoge, pero un estudio encontró que en las personas que caminan con regularidad el hipocampo, la zona del cerebro esencial para la memoria, de hecho está expandido.[8] Las personas que caminan con periodicidad tienen cerebros que en imágenes de resonancia magnética lucen, en promedio, dos años más jóvenes que los cerebros de aquellas que son sedentarias.

El propio padre de Mark, quien estudia la enfermedad de Alzheimer, padeció un tipo de demencia. Mark me dijo que aunque eso no lo motivó directamente a escoger esta línea investigativa en particular —cuando empezó su trabajo sobre la enfermedad de Alzheimer, todavía no se la habían diagnosticado a su padre— sí le facilitó algunas luces sobre la misma.

La enfermedad de Alzheimer afecta a alrededor de 26 millones de personas en todo el mundo, y el problema aumenta a medida que la población envejece. Se necesitan nuevos métodos con urgencia porque la tragedia del Alzheimer y otras formas de demencia es que una vez que se diagnostican, tal vez sea posible retardarlas, pero no es posible prevenir el inevitable deterioro. Lo más probable es que la persona empeore hasta el punto de necesitar cuidados constantes durante muchos años. Y que ya al final, ni siquiera reconozca los rostros que alguna vez amó.

¿Y qué puede hacer el ayuno?

Igual que Valter Longo, Mark me llevó a ver algunos ratones. Como los ratones de Valter, los de Mark también eran creados genéticamente, pero habían sido modificados para volverlos más vulnerables al Alzheimer. Los ratones que vi estaban en un laberinto por el cual debían poder llegar hasta la comida. Algunos realizaban esa tarea con relativa facilidad; otros lucían desorientados y confundidos. Esta tarea y otras similares están diseñadas para revelar signos de que los ratones estén presentando problemas de memoria; un ratón que los tenga, rápidamente olvidará cuál corredor del laberinto ha recorrido ya.

Si se les alimenta con una dieta normal, en los ratones con Alzheimer creados genéticamente se desarrollará muy rápido la demencia. Para cuando tienen un año de edad, equivalente a la mediana edad en seres humanos, los ratones normalmente presentan obvios problemas de aprendizaje y de memoria. Los animales sometidos a un ayuno intermitente, algo que Mark prefiere llamar "restricción de energía intermitente", a menudo alcanzan a vivir hasta veinte meses sin que se detecten en ellos signos de demencia.[9] Realmente sólo empiezan a deteriorarse hacia el final de su vida. Eso es equivalente a la diferencia de que un ser humano presente señales de Alzheimer a la edad de 50 y otro a la de 80. Sé muy bien cuál de las dos preferiría yo.

Lo preocupante es que cuando estos ratones están en una típica dieta de comida chatarra, se deterioran mucho más pronto incluso que los ratones alimentados normalmente. "Ponemos a los ratones en una dieta alta en grasa y fructosa", dijo Mark, "y eso tiene un efecto dramático; esos animales presentan más temprano problemas de aprendizaje y memoria, mayor acumulación de amiláceos y mayor dificultad para orientarse en el laberinto".

En otras palabras, la comida chatarra vuelve a estos ratones gordos y estúpidos.

Uno de los cambios clave en el cerebro de los ratones de Mark que están ayunando, es el incremento de la producción de una proteína llamada factor neurotrófico derivado del cerebro, o BDNF por su acrónimo en inglés. Se ha demostrado que el BDNF estimula las células madre para que se conviertan en nuevas neuronas en el hipocampo, esa parte del cerebro que, como ya lo mencioné, es esencial para el aprendizaje y la memoria.

Pero ¿por qué crecería el hipocampo en respuesta al ayuno? Mark dice que ese crecimiento tiene sentido desde el punto de vista evolutivo. Después de todo, los tiempos en que debemos ser más inteligentes y avispados son aquellos en los que en los alrededores no hay comida en abundancia. "Si un animal está en un área de recursos alimenticios limitados, es importante que pueda recordar dónde está la comida, dónde hay peligro, cuáles son sus predadores y demás. Creemos que en tiempos prehistóricos la gente que podía responder al hambre con una mayor capacidad cognitiva estaba en ventaja para sobrevivir".

No sabemos con seguridad si en los seres humanos crecen nuevas neuronas en respuesta al ayuno; para tener una certeza absoluta, los investigadores necesitarían poner a sus voluntarios en un ayuno intermitente y luego matarlos, sacarles el cerebro, y buscar signos de crecimiento de nuevas neuronas. Parece poco probable que un proyecto así atraiga a muchos voluntarios. Sin embargo, los investigadores están realizando un estudio en el cual los voluntarios ayunan y luego se les toman imágenes de resonancia magnética para ver si el tamaño de su hipocampo ha cambiado con el tiempo.

Como lo mencioné antes, estas técnicas han sido utilizadas en seres humanos para mostrar que el ejercicio practicado con regularidad, como caminar, aumenta el tamaño del hipocampo. Es de esperar que estudios similares muestren que dos días semanales de ayuno intermitente son buenos para el aprendizaje y la memoria. A nivel puramente anecdótico, y con base en un universo de un individuo, parece funcionar: antes de empezar la dieta intermitente, respondí a un sofisticado examen en línea y, a los dos meses de estar ayunando, repetí el examen, con mejores resultados. Si le interesa hacer algo similar, le sugiero visitar cognitivefun.net/test2.

El ayuno y el estado de ánimo

Una de las cosas que Valter Longo y otros me dijeron antes de que empezara mi ayuno de cuatro días, es que inicialmente sería duro, pero después de un tiempo empezaría a sentirme más alegre, lo que de hecho ocurrió. También me sorprendió descubrir lo positivo que me sentí durante el ayuno intermitente. Esperaba sentirme cansado y de mal genio en los días de mi ayuno, pero eso no sucedió. Será que la mejoría del estado de ánimo es simplemente un efecto sicológico —porque quizá la gente que hace ayuno intermitente y pierde peso se siente bien consigo misma— ¿o acaso ocurren cambios químicos que influyen en el estado de ánimo?

Según Mark Mattson, una de las razones por las que la gente puede encontrar el ayuno intermitente relativamente fácil de hacer, es por sus efectos sobre el factor neurotrófico derivado del cerebro. El BDNF no sólo parece proteger al cerebro de los estragos de la demencia y el deterioro mental relacionado con la edad, sino que también puede mejorar el ánimo.

Muchos estudios realizados bastantes años atrás, sugieren que el aumento de los niveles de BDNF tiene un efecto antidepresivo; y por lo menos en roedores, sí lo tiene. En un estudio, los investigadores inyectaron el BDNF directamente en los cerebros de las ratas y encontraron que eso produjo efectos similares a los del uso repetido de un antidepresivo estándar.[10] Otro estudio encontró que la terapia de choques eléctricos, cuya efectividad en depresiones severas de pacientes humanos es conocida, parece funcionar, al menos en parte, porque estimula la producción de niveles más altos de BDNF.[11]

Mark Mattson cree que después de iniciado un régimen de ayuno dos veces por semana, en un lapso de pocas semanas los niveles de BDNF empezarán a aumentar, suprimiendo la ansiedad y elevando el ánimo. Actualmente Mark no cuenta con información obtenida de seres humanos que pueda respaldar esa aseveración, pero está realizando estudios en voluntarios de quienes, entre otras cosas, su equipo está recolectando muestras periódicas de líquido cefalorraquídeo (que baña el cerebro y la médula espinal) para medir los cambios que ocurren durante los ayunos intermitentes. Este estudio no es para corazones débiles, pues requiere frecuentes punciones lumbares, pero como me dijo Mark, muchos de sus voluntarios ya están experimentando claros signos de cambio cognitivo, por lo cual están muy motivados.

Mark estudia y promueve con entusiasmo los beneficios del ayuno intermitente, y realmente le preocupan los probables efectos de la actual obesidad epidémica, sobre nuestro cerebro y nuestra sociedad. También piensa que quien esté considerando practicar el ayuno intermitente debe empezar lo más pronto posible: "En el deterioro cognitivo relacionado con la edad por la enfermedad de Alzheimer, los eventos que están ocurriendo en el cerebro a nivel de neuronas y moléculas de las neuronas, son cambios que venían sucediendo desde mucho antes, probablemente décadas antes de que el sujeto empezara a tener problemas de aprendizaje y memoria. Por eso es crucial comenzar los regímenes dietéticos temprano, cuando las personas son jóvenes o están en la mediana edad, para que puedan volver más lento el desarrollo de estos procesos en el interior del cerebro, y vivir hasta los noventa con su cerebro funcionando perfectamente bien".

Como Mark, yo también estoy convencido de que el cerebro humano se beneficia de cortos períodos de abstinencia de alimentación. Este campo de investigación ha surgido rápidamente y muchos lo observarán con gran interés. Pero además de sus buenos efectos sobre el cerebro, el ayuno intermitente también tiene efectos benéficos medibles sobre otras áreas del organismo, como el corazón, el perfil sanguíneo y el riesgo de cáncer.

Pero además de sus buenos efectos sobre el cerebro, el ayuno intermitente también tiene efectos benéficos medibles sobre otras áreas del organismo, como el corazón, el perfil sanguíneo y el riesgo de cáncer.

El ayuno y la bioquímica de cada quien

Una de las razones que me llevaron probar el ayuno fue que las pruebas practicadas sugerían la posibilidad de serios problemas en mi sistema cardiovascular. Aún no había sucedido nada, pero las señales de alarma estaban en amarillo. Las pruebas mostraban que mis niveles de LDL (lipoproteína de baja densidad o colesterol "malo") en sangre eran preocupantemente altos, así como mis niveles de glicemia en ayunas.

Para medir la glicemia en ayunas, hay que ayunar desde la noche anterior y tomar una muestra de sangre. El rango normal y deseable va de 3.9 a 5.8 mmol/1. La mía estaba en 7.3 mmol/1. Aún no era diabético, pero estaba bastante cerca de serlo. Las razones para hacer todo lo posible por evitar convertirse en diabético son muchas, y no es la menos importante el hecho de que se incrementa en forma dramática el riesgo de ataque al corazón y de derrame cerebral.

Medir la glicemia en ayunas es importante porque es un indicador cuando no todo está bien con los niveles de insulina.

Insulina: la hormona productora de grasa

Cuando ingerimos alimentos, particularmente los ricos en carbohidratos, nuestros niveles de glicemia aumentan y el páncreas, un órgano ubicado bajo las costillas junto al riñón izquierdo, empieza a producir grandes cantidades de insulina. La glucosa es el principal combustible que las células utilizan como energía, pero al organismo no le gusta tener altos niveles de glucosa circulando en la sangre. El trabajo de la insulina, que es una hormona, es regular esos niveles de glicemia y asegurarse de que no estén demasiado altos ni demasiado bajos. Normalmente lo hace con gran precisión. El problema surge cuando el páncreas se sobrecarga.

La insulina es un controlador del azúcar, ayuda a extraer la glucosa de la sangre y luego la almacena en sitios como el hígado o los músculos en una forma estable llamada glicógeno, para usarla cuando sea necesario. Lo que comúnmente se conoce menos es que la insulina también controla la grasa pues inhibe un proceso llamado lipólisis, que es la descomposición de la grasa almacenada en el organismo. Pero al mismo tiempo, obliga a las células adiposas a extraer grasa de la sangre y almacenarla. La insulina hace que uno engorde porque en altos niveles lleva a que aumente el almacenamiento de grasa, y en bajos niveles lleva a que se agote la grasa.

El problema de consumir todo el tiempo muchas comidas y bebidas azucaradas y ricas en carbohidratos, como casi todos lo hacemos cada vez más, es que se requiere liberar más y más insulina para poder lidiar con la oleada de glucosa. Hasta que se llega al punto en que el páncreas debe hacerle frente simplemente bombeando cantidades de insulina cada vez más grandes, lo cual lleva a una mayor sedimentación de la grasa y también aumenta el riesgo de cáncer. Naturalmente, es una situación que no puede seguir por siempre. Si usted continúa produciendo cantidades de insulina cada vez más grandes, sus células eventualmente se rebelarán y se volverán resistentes a sus efectos. Es más o menos lo mismo que gritarle a sus hijos; usted puede gritar y gritar, pero después de cierto punto ellos simplemente dejarán de escucharlo.

Eventualmente las células dejan de responder a la insulina; entonces sus niveles de glucosa se mantendrán altos permanentemente y usted se dará cuenta de que ya forma parte de los 285 millones de personas que en todo el mundo padecen diabetes tipo 2. Un enorme y creciente problema a nivel mundial. Durante los últimos veinte años, las cifras casi se han multiplicado por diez, y no hay señales de que esa tendencia esté disminuyendo.

La diabetes va asociada al aumento del riesgo de ataques cardiacos, derrame cerebral, impotencia, ceguera y amputación, todos debido a la mala circulación, y también con el encogimiento del cerebro y la demencia. Un cuadro no muy alentador.

Una forma de prevenir la espiral descendente hacia la diabetes es hacer más ejercicio y consumir comidas que no lleven a esos altos picos de glicemia y no produzcan un efecto tan drástico sobre los niveles de insulina. Encuentre más al respecto, adelante. También hay pruebas de que el ayuno intermitente ayuda.

El ayuno intermitente y la insulina

En un estudio publicado en 2005, se pidió a ocho hombres jóvenes saludables que ayunaran un día sí y un día no, veinte horas por día, durante dos semanas.[12] En sus días de ayuno se les permitía comer hasta las 10 p.m., y no podían volver a comer sino a las 6:00 p.m. del día siguiente. También se les pidió comer con entusiasmo el resto del tiempo para asegurarse de que no fueran a perder peso.

La idea del experimento era probar la denominada hipótesis ahorrativa, el concepto de que por haber evolucionado en una era de abundancia y hambruna, la mejor manera de comer es reproduciendo esos tiempos. Al final de las dos semanas, no había cambios en el peso de los voluntarios ni en la composición grasa de su organismo, que era lo que los investigadores se habían propuesto. Pero se había producido un gran cambio en su sensibilidad a la insulina. En otras palabras, después de sólo dos semanas de ayuno intermitente, estaba circulando la misma cantidad de insulina pero ahora con un efecto mucho mayor sobre la capacidad de los voluntarios para almacenar glucosa o descomponer grasa.

Los investigadores escribieron alborozados que "al someter hombres saludables a ciclos de abundancia y hambruna cambiamos su estatus metabólico a uno mejor". También agregaron que "hasta donde sabemos este es el primer estudio en seres humanos en el cual un incremento de la acción de la insulina sobre la ingesta total de glucosa del organismo, se ha obtenido la lipólisis del tejido adiposo mediante ayuno intermitente".

> Al someter hombres saludables a ciclos de abundancia y hambruna cambiamos su status metabólico a uno mejor.

Ignoro el impacto del ayuno intermitente sobre mi sensibilidad a la insulina —el examen es difícil de hacer y sumamente costoso— pero sé que los efectos sobre mi nivel de glicemia han sido espectaculares. La primera vez que se midió, mi nivel de glicemia estaba en 7.3 mmol/1, bastante por encima del rango aceptable de 3.9 a 5.8 mmol/1. En la última medición estuvo en 5.0 mmol/1, todavía algo elevado, pero bien dentro del rango normal.

Esa es una respuesta absolutamente increíble. Mi médico, que se estaba preparando para medicarme, quedó asombrado por tan drástico giro. De rutina, los médicos recomiendan una dieta saludable a pacientes con altos niveles de glicemia, y por lo general la diferencia que obtienen es mínima. El ayuno intermitente podría tener un efecto revolucionario de cambio en las reglas de juego para la salud en toda la nación.

El ayuno y el cáncer

Mi padre fue un hombre maravilloso pero no particularmente saludable. Tuvo sobrepeso la mayor parte de su vida y llegó a los sesenta no sólo con diabetes sino también con cáncer de próstata. Fue operado para extraer el cáncer de próstata y quedó con una secuela de embarazosos problemas urinarios. Es comprensible que me resista a seguir el mismo camino.

Mi ayuno de cuatro días, bajo la supervisión de Valter Longo, me había mostrado que es posible bajar drásticamente los niveles de IGF-1 (factor de crecimiento insulínico tipo 1) y al hacerlo, es de esperar que también baje el riesgo de cáncer de próstata. Más adelante descubrí que haciendo el ayuno intermitente y cuidando un poco más mi ingesta de proteínas, podía mantener mi IGF-1 bajo, a niveles saludables. De modo que vale la pena sacar a relucir la relación existente entre crecimiento, ayuno y cáncer.

Constantemente, las células de nuestro organismo se están multiplicando y reemplazando tejidos muertos, desgastados o dañados. Esto está muy bien mientras el crecimiento celular se mantenga bajo control, pero a veces una célula muta, crece de manera incontrolable y se convierte en un cáncer. Es muy probable que los niveles demasiado altos de un estimulador de las células como lo es el IGF-1 en la sangre, aumenten las posibilidades de que eso ocurra.

Cuando se descubre un cáncer las opciones normales son cirugía, quimioterapia o radioterapia. Nos valemos de la cirugía para extraer el tumor; la quimioterapia y la radioterapia se usan para tratar de envenenarlo. El principal problema de la quimioterapia y la radioterapia es que no son selectivas; así como matan las células del tumor también matan o dañan las células sanas. En particular, es bastante probable que dañen rápidamente las células divisorias como las raíces del pelo, que es por lo cual esa terapia ocasiona la caída del cabello.

Como lo mencioné atrás, Valter Longo ha mostrado que cuando pasamos hambre, así sea durante períodos muy cortos, nuestro organismo responde volviendo todo más lento, y entrando en un modo de reparación y supervivencia hasta que la comida abunde nuevamente. Esto es cierto en el caso de las células normales. Pero las células cancerosas se rigen por sus propias reglas. Casi que por definición, ellas están fuera de control y continuarán su egoísta proliferación en cualquier circunstancia. Pero ese "egoísmo" crea una oportunidad. Al menos en teoría, si usted ayuna justo antes de la quimioterapia, crea una situación en la cual sus células normales estarán hibernando mientras las células cancerosas andan como locas y por lo tanto son más vulnerables.

En un estudio publicado en 2008, Valter y otros colegas mostraron que ayunar "protege las células normales, mas no las cancerosas, de la quimioterapia en altas dosis",[13] al cual siguió otro estudio en el que mostraron que el ayuno aumentaba la eficacia de los medicamentos de quimioterapia que combaten varios tipos de cáncer.[14] De nuevo, como a menudo es el caso, este fue un estudio hecho en ratones. Pero las implicaciones del trabajo de Valter no pasaron desapercibidas para el ojo de águila de una juez de tribunal administrativo llamada Nora Quinn, quien descubrió un breve artículo al respecto en el diario *Los Angeles Times*.

Conocí a Nora en Los Ángeles. Es una mujer luchadora, con un tremendo y seco sentido del humor. Nora se dio cuenta de que tenía un problema una mañana cuando al tocarse un seno sintió bajo la piel un bulto del tamaño de una nuez. Después de fantasear, como dice ella, que se trataba de un quiste, visitó al médico. Se lo extrajeron y lo enviaron a patología.

"La realidad de nuestra vida siempre aparece en patología", me dijo Nora. El informe reportó un cáncer de seno invasivo. Ella se sometió a un tratamiento de radioterapia y estaba a punto de iniciar uno de quimioterapia cuando leyó sobre el trabajo de Valter con los ratones.

Ella trató de hablar con Valter, pero él no podía aconsejarla porque, hasta ese momento, ninguno de los estudios realizados había sido sobre seres humanos. Valter no sabía si ayunar sería seguro para alguien que iba a someterse a quimioterapia y ciertamente no iba a animar a personas como Nora a que lo hicieran.

Sin amilanarse, Nora emprendió su propia investigación y decidió tratar de ayunar durante siete días y medio, antes, durante y después de su primera ronda de quimioterapia.

Como sé muy bien lo duro que puede resultar un ayuno de cuatro días estando perfectamente sano, me sorprende que ella hubiera podido salir adelante con lo que se propuso, aunque Nora dice que no fue tan duro y que yo sólo soy un pelele. Los resultados fueron una mezcla.

"Después de la primera quimio no me mareé mucho, pero se me cayó el pelo, así que pensé que no me estaba sirviendo". La próxima vez ella no ayunó, y se mareó sólo medianamente. "Me dije, siete días y medio de ayuno para evitar sentirme medio mareada realmente es mal negocio. No voy a hacerlo otra vez". Así que cuando fue tiempo de su tercera ronda de quimioterapia, ella no ayunó. Ahora Nora cree que no hacerlo fue un error. "Me mareé. No tengo palabras para describir lo mal que me sentía. Estaba débil, me sentía intoxicada y no pude levantarme. Me sentía como si me estuviera moviendo en gelatina. Fue absolutamente horrible".

Las células que recubren el intestino, como las células de la raíz del cabello, crecen rápido porque deben ser reemplazadas constantemente. La quimioterapia puede matar esas células, y esa es una de las razones por las que puede hacer sentir realmente mal a las personas.

Para cuando Nora debió someterse a su cuarta ronda de quimio, ya había decidido que ayunaría de nuevo. Esta vez las cosas fueron mucho mejor y tuvo una buena recuperación. Actualmente no tiene cáncer.

Nora está convencida de que haber ayunado fue beneficioso para ella, pero es difícil asegurarlo porque ella no participó en un estudio médico apropiado. Sin embargo,

Valter y sus colegas en la USC estudiaron lo que le ocurrió a ella y diez pacientes más con cáncer que también decidieron ayunar.[15] Después de la quimioterapia todos reportaron menos síntomas, y menos severos; y la mayoría, entre ellos Nora, vieron mejoría en los resultados de sus análisis de sangre. Los glóbulos blancos y las plaquetas, por ejemplo, se recuperaron más rápidamente cuando esos pacientes se sometieron a la quimioterapia mientras estaban ayunando, que cuando no lo hicieron así.

¿Por qué Nora se lanzó a hacerlo? ¿Por qué no ayunó bajo una supervisión adecuada? Ella dice: "Decidí ayunar basada en años de información sobre pruebas practicadas en animales. Estoy de acuerdo en que si uno va a hacer locuras como yo las hice, se debe tener supervisión médica. ¿Pero cómo obtenerla? Ninguno de mis médicos quería escucharme".

El autoexperimento de Nora habría podido salir mal, lo cual sería la única razón por la que ese comportamiento inconformista no es recomendable. Sin embargo, la experiencia de ella y de los otros nueve pacientes con cáncer, contribuyó a inspirar otros estudios más. Por ejemplo, Valter y sus colegas recientemente han completado la fase uno de un estudio clínico para saber si ayunar en torno a la fecha de la quimioterapia es seguro —como parece serlo—. La siguiente fase es para evaluar si hace una diferencia medible. Por lo menos otros diez hospitales en todo el mundo están haciendo o han acordado hacer esos estudios clínicos. Visite nuestro sitio web www.thefastdiet.co.uk y entérese de las últimas actualizaciones.

Es mejor prevenir que curar

El ayuno, prolongado o intermitente, reducirá sus niveles de IGF-1 y, por consiguiente, su riesgo de una variedad de tipos de cáncer. Pero ¿qué otra prueba hay de que el ayuno intermitente reduzca el riesgo de cáncer? Como ya lo mencioné, la Dra. Michelle Harvie, en el Genesis Breast Cancer Prevention Centre, lleva algún tiempo trabajando en este campo.

> El ayuno, prolongado o intermitente, reducirá sus niveles de IGF-1 y, por consiguiente, su riesgo de una variedad de tipos de cáncer.

Uno de sus recientes estudios investigó si el ayuno intermitente puede reducir el riesgo de cáncer de seno en la mujer.[16] En este estudio ella repartió a 107 voluntarias en dos grupos. A un grupo se le pidió seguir una dieta mediterránea saludable pero restringida a 1.500 calorías diarias. Al otro grupo se le pidió consumir más o menos igual número de calorías en la semana, pero en forma diferente: ellas debían comer sólo 650 calorías diarias, dos días de la semana. Seis meses después, las que habían practicado el ayuno intermitente habían perdido más peso, un promedio de 12.76 a 14.30 libras, su insulina en ayunas y su resistencia a la insulina habían bajado más, y los niveles de proteína inflamatoria también habían bajado significativamente. Las tres mediciones sugieren una reducción del riesgo de cáncer.

La Dra. Harvie también piensa que, desde el punto de vista de prevención del cáncer, la ventaja del ayuno intermitente sobre la pérdida de peso convencional es que el ayuno reduce la cantidad de azúcar que llega a las células del seno, lo que significa que se dividen con menos frecuencia y quedan menos propensas a volverse cancerosas.

El ayuno intermitente y mi propio viaje

Como usted sabe, arranqué con un ayuno de cuatro días bajo la supervisión de Valter Longo. Pero a pesar de las mejorías en la bioquímica de mi sangre y el obvio entusiasmo de Valter, no me veía haciendo ayunos prolongados periódicamente durante el resto de mi vida. ¿Qué podía hacer entonces? Pues después de conocer a Krista Varady y aprender algo sobre el ADA (ayuno en días alternos: un día sí y otro no) decidí ensayarlo.

Pero en poco tiempo me di cuenta de que física, social y sicológicamente, era demasiado duro. Necesitaba algún orden en mi vida y eso de no poder saber sin calendario y muchos cálculos si podría reunirme con unos amigos para cenar alguna noche específica, era irritante. También me parecía que ayunar un día sí y otro no era demasiado. Me di cuenta de que muchos de los voluntarios de Krista se las arreglan para cumplir, pero ellos forman parte de un estudio y están muy motivados. Sin duda este método es efectivo para perder peso rápidamente y obtener grandes cambios bioquímicos, pero no era para mí.

De manera que decidí probar comiendo 600 calorías diarias, dos días de la semana. Me pareció un plan razonable y, más importante aún, posible de llevar a cabo.

Traté de consumir todas mis calorías en una sola comida, pero descubrí que si me saltaba el desayuno, empezaba a sentirme irritable y hambriento desde mucho antes del almuerzo. Así que dividí mi ingesta en dos: un desayuno moderado y una cena liviana, sin almuerzo. La programé dos veces por semana, y esa fórmula me resultó muy manejable.

Después de experimentar con diferentes versiones de ayuno, encontré que el método 5:2 es la forma más efectiva y viable para obtener los beneficios del ayuno y mantener el compromiso con un plan dietético a largo plazo. La dieta FastDiet 5:2 se basa en diferentes formas de ayuno intermitente; no está sustentada en una sola investigación, sino que se trata de una síntesis.

Antes de emprender la dieta decidí hacerme todos los exámenes del caso, para luego saber cuáles habían sido sus efectos sobre mi organismo. Los resultados de los análisis de sangre que aparecen a continuación (así como los exámenes que mencioné antes) están en milimoles por litro, que es la forma en que se presentan estos análisis en el Reino Unido, y significa el número de moléculas de una sustancia que se encuentran en un litro de sangre. Las unidades y pautas en Estados Unidos no son las mismas. Los laboratorios americanos presentan los resultados en mg/dl, lo que significa el peso de una sustancia, medida en miligramos, por cada 100 mililitros de sangre. Las dos medidas no se traducen con exactitud, por lo que tuve que atenerme a mis cifras originales. Pero a su médico le gustará hacer estos análisis, en unidades americanas, y explicarle su significado.

Súbase a la báscula

Antes de emprender esta aventura lo primero y más obvio que querrá hacer es pesarse. Para empezar, es mejor hacerlo a la misma hora todos los días. A primera hora de la mañana, y seguro usted ya lo sabe, es cuando va a pesar menos.

Grasa corporal

Lo ideal es que consiga una báscula de las que miden el porcentaje de grasa corporal y el peso, pues lo que realmente desea saber es si los niveles de grasa corporal bajan. Las básculas más baratas no son absolutamente confiables; tienden a subestimar la cifra real y eso le dará un falso sentido de seguridad. Sin embargo, sí son buenas para medir el cambio. En otras palabras, cuando empieza pueden marcar que su porcentaje de grasa corporal es 30 cuando la cifra real se acerca más a un 33 por ciento. Pero cuando esa cifra empieza a bajar deben poder mostrarlo.

La grasa corporal se calcula como un porcentaje del peso total. Las básculas que usted puede comprar lo hacen mediante un sistema llamado impedancia. Se trata de una pequeña corriente eléctrica que recorre su cuerpo; la máquina mide la resistencia, y hace su cálculo con base en que el músculo y otros tejidos son mejores conductores de la electricidad que la grasa. Las mujeres tienden a tener más grasa corporal que los hombres. Un hombre con un porcentaje de grasa corporal mayor que 25 por ciento se consideraría con sobrepeso. Para una mujer sería 30 por ciento.

La única manera de obtener una lectura precisa es con una báscula llamada escanógrafo DXA (antes DEXA), acrónimo en inglés de "absorciometría de rayos X de energía dual". Pero es costosa y, para la mayoría de las personas, innecesaria.

Calcule su IMC

Su índice de masa corporal (IMC) le dirá si usted tiene sobrepeso. Para calcular su índice de masa corporal, visite un sitio web como nhlbisupport.com/bmi/. Este no solamente hará el cálculo, sino que le dirá lo que significa. Una crítica al IMC es que alguien con mucho músculo podría arrojar un puntaje alto, problema que tristemente no tenemos la mayoría de nosotros.

Mida su estómago

El IMC es útil, pero puede no ser el mejor pronosticador de su salud en el futuro. En un estudio de más de 45.000 mujeres a las que se hizo seguimiento durante dieciséis años,[17] la proporción de cintura a estatura fue un excelente pronosticador de las que padecerían cardiopatías.

La razón por la que la cintura es tan importante es que el peor tipo de grasa es la grasa visceral, que se acumula dentro del abdomen. Es el peor tipo de distribución porque causa inflamación y aumenta el riesgo de diabetes. No se requiere un equipo sofisticado para saber si usted tiene grasa en su interior. Lo único que necesita es una cinta métrica. Hombre o mujer, su cintura debe medir la mitad de su estatura. La mayoría de las personas subestima el tamaño de su cintura en unas dos pulgadas porque confían en su talla de pantalón. Mídase la cintura rodeándola de manera que la cinta métrica pase sobre su ombligo. Sea honesto. Una definición del optimismo es la de alguien que se sube a la báscula reteniendo la respiración. ¿A quién engaña?

Exámenes de sangre

Usted pude obtener la orden para los exámenes estándar en cualquier visita de rutina a su médico.

Glicemia en ayunas

Decidí medir mi glicemia en ayunas porque es una medición del buen estado físico realmente importante aunque no se esté en riesgo de diabetes, y además es una buena pronosticadora de la salud futura. Muchos estudios muestran que aún los niveles de glicemia moderadamente altos van asociados al aumento del riesgo de cardiopatías, derrame cerebral y problemas cognitivos, en el largo plazo. Habría sido ideal medir mi sensibilidad a la insulina, pero ese examen es complejo y costoso.

Colesterol

Se miden dos tipos de colesterol: LDL (lipoproteína de baja densidad) y HDL (lipoproteína de alta densidad). En términos generales, el LDL lleva el colesterol a las paredes de las arterias mientras el HDL lo saca de ahí. Es bueno que el LDL tienda a la baja y el HDL a la alza. Una manera de expresar esto es como porcentaje de HDL en la suma de HDL más LDL. Lo que esté por encima de 0.20 (20 por ciento) es bueno.

Triglicéridos

Son un tipo de grasa que se encuentra en la sangre y una de las formas en que el organismo almacena calorías. Sus altos niveles se asocian al aumento del riesgo de cardiopatías.

IGF-1

Este es un examen costoso y no todos los médicos pueden darle la orden para el mismo. Mide la rotación de las células y por consiguiente el riesgo de cáncer. También puede ser un indicador del envejecimiento biológico. Yo quería conocer los efectos del ayuno 5:2 sobre mi IGF-1. Había descubierto que los niveles de IGF-1 bajan de manera drástica en respuesta a un ayuno de cuatro días, pero después de un mes de comer normalmente habían vuelto al punto en que los tenía antes.

Mis datos

Estos son los resultados de las mediciones físicas que obtuve antes de iniciar la dieta intermitente.

	YO	RECOMENDADO
ESTATURA	5'11" (71 pulgadas)	
PESO	187 lbs.	
ÍNDICE DE MASA CORPORAL	26.4	19–25
% DE GRASA CORPORAL	28%	Menos de 25% para hombres
TALLA DE CINTURA	36"	Menos de la mitad de su estatura
TALLA DE CUELLO	17"	Menos de 16½"

Yo no era obeso, pero tanto mi IMC como mi porcentaje de grasa corporal indicaban sobrepeso. Una tomografía por resonancia magnética mostró que mi grasa corporal acumulada me envolvía hígado y riñones en gruesas capas, interrumpiendo todo tipo de vías metabólicas.

Era claro que la grasa no estaba toda dentro de mi abdomen. Una buena cantidad se había acumulado alrededor del cuello, lo cual significaba que estaba roncando. Estruendosamente. La talla del cuello es un acertado pronosticador[18] de que usted vaya a roncar o no. Una talla de cuello por encima de 16½ pulgadas en hombres o 16 pulgadas en mujeres significa que usted se encuentra en la zona de peligro.

	MIS RESULTADOS EN MMOL/L	RECOMENDADOS
RIESGO DE DIABETES GLICEMIA EN AYUNAS	7.3	3.9–5.8
FACTORES DE CARDIOPATÍA TRIGLICÉRIDOS COLESTEROL HDL COLESTEROL LDL	1.4 1.8 5.5	Menos de 2.3 0.9–1.5 Hasta 3.0
RIESGO DE CARDIOPATÍA % DE HDL DEL TOTAL	23%	20% y mayor
RIESGO DE CÁNCER SOMATOMEDINA-C (IGF-1)	28.6 nmol/l	11.3–30.9 nmol/l

Según estos datos, mi glicemia en ayunas estaba inquietantemente elevada. Todavía no era diabético, pero presentaba signos de lo que se denomina intolerancia a la glucosa o prediabetes. Mi LDL estaba demasiado alto, pero hasta cierto punto me protegía el hecho de que mis triglicéridos estaban bajos y mi HDL alto. Sin embargo, no era un buen cuadro.

Mis niveles de IGF-1 también estaban demasiado altos, lo que sugería una rápida rotación de células y aumento del riesgo de cáncer.

Después de tres meses de la dieta FastDiet hubo algunos cambios notables, como verá en los cuadros siguientes.

	YO	RECOMENDADO
ESTATURA	5'11" (71 pulgadas)	
PESO	168 lbs.	
ÍNDICE DE MASA CORPORAL	24	19–25
% DE GRASA CORPORAL	21%	Menos de 25% para hombres
TALLA DE CINTURA	33"	Menos de la mitad de su estatura
TALLA DE CUELLO	16"	Menos de 16½"

Había perdido unas 19 libras, y mi IMC y mi porcentaje de grasa corporal ya eran aceptables. Tuve que salir a comprar cinturones de menor talla y pantalones más ajustados. Cupe en una chaqueta de smoking que no había podido volver a usar hacía diez años. También dejé de roncar, lo cual encantó a mi esposa y muy posiblemente a los vecinos. Y mejor aún, mis indicadores de sangre mejoraron en forma espectacular.

Había perdido unas 19 libras, y mi IMC y porcentaje de grasa corporal se habían vuelto aceptables. Tuve que salir a comprar cinturones de menor talla y pantalones más ajustados.

	MIS RESULTADOS EN MMOL/L	RECOMENDADOS
RIESGO DE DIABETES		
GLICEMIA EN AYUNAS	5.0	3.9–5.8
FACTORES DE CARDIOPATÍA		
TRIGLICÉRIDOS	0.6	Menos de 2.3
COLESTEROL HDL	2.1	0.9–1.5
COLESTEROL LDL	3.6	Hasta 3.0
RIESGO DE CARDIOPATÍA		
% DE HDL DEL TOTAL	37%	20% y más
RIESGO DE CÁNCER		
SOMATOMEDINA-C (IGF-1)	15.9 nmol/l	11.3–30.9 nmol/l

Mi esposa, Clare, que es médica, quedó estupefacta. Ella atiende regularmente pacientes con sobrepeso cuyos análisis bioquímicos de sangre eran como el mío y dijo que ninguno de los consejos que les ha dado ha surtido un efecto ni medianamente parecido.

Los cambios particularmente agradables para mí fueron mis nuevos niveles de glicemia en ayunas y la notoria baja de mis niveles de IGF-1, que se equiparaban a los cambios que había obtenido después de un ayuno de cuatro días.

Clare, sin embargo, pensaba que yo estaba perdiendo peso demasiado rápido y debía darme un tiempo para consolidar las cosas. Por eso me decidí por una dosis de mantenimiento de ayunar sólo un día a la semana. Y, a menos de que se trate de un fin de semana, vacaciones o alguna ocasión especial, habitualmente no almuerzo.

Lo que ha sucedido es que mi peso se ha mantenido en 168 libras y mis indicadores sanguíneos siguen en buena forma. Sin embargo, creo que se pueden mejorar y me propongo reiniciar pronto un régimen de dos días y reportarlo en mi blog. Si a usted le interesa, visite nuestro sitio web www.thefastdiet.co.uk.

¿Cuál es la mejor manera de emprender un ayuno intermitente?

Recapitulemos lo que hemos aprendido. La razón para ayunar en forma intermitente —que restringe breve pero drásticamente la cantidad de calorías que usted consume— es que al hacerlo usted espera "engañar" a su organismo para que crea que se encuentra en una posible situación de hambruna y necesita pasar del modo desaforado al modo mantenimiento.

La razón por la cual nuestro organismo responde al ayuno en esa forma es que el ser humano evolucionó en unos tiempos en los que la norma era abundancia y hambruna. Nuestro organismo está diseñado para responder a tensiones y choques; eso lo vuelve más saludable, más fuerte. El término científico para ello es hormesis: lo que no mata fortalece.

Beneficios del ayuno:

• Pérdida de peso

• Disminución del IGF-1, lo cual significa reducción del riesgo de varias enfermedades relacionadas con la edad, como el cáncer.

• Activación de incontables genes reparadores en respuesta a la tensión

• Descanso del páncreas, el cual le dará un impulso a la insulina que produce en respuesta a la elevada glicemia. El aumento de la sensibilidad a la insulina reducirá su riesgo de obesidad, diabetes, cardiopatías y deterioro cognitivo.

• Mejoramiento general del estado de ánimo y sensación de bienestar, lo que podría ser consecuencia de que el cerebro esté produciendo altos niveles de factor neurotrófico que lo vuelven más alegre y a la vez hacen que le resulte más fácil hacer el ayuno.

Hasta aquí la ciencia. En el capítulo siguiente discutiremos qué comer y el inicio de una vida de ayuno intermitente. ¿Cómo poner en práctica la teoría?

CAPÍTULO DOS

La dieta FastDiet en la práctica

OMO HEMOS VISTO, HAY BUENAS RAZONES CLÍNICAS
para empezar a ayunar en forma intermitente.
Algunas como la de su efecto positivo sobre los
indicadores sanguíneos, deberían ser obvias de
inmediato; otras, como la reactivación de los procesos cognitivos, la psicología autoreparadora, la mayor oportunidad
de tener una larga vida, se harán evidentes con el tiempo.
Aunque para muchos quizás el argumento más convincente
sea la promesa de una rápida y sostenida pérdida de peso,
consumiendo casi todo el tiempo las comidas que normalmente ingerirían, a usted ése puede parecerle adicional a
los otros significativos beneficios para la salud que ofrece el
plan; o tal vez sea su objetivo primario. Pero lo cierto es que

obtendrá ambos: pérdida de peso *y* mejor salud, dos caras de una misma moneda.

La experiencia de Michael descrita en el capítulo anterior debe haberle dado una idea de lo que usted puede esperar. Este capítulo revelará más detalles: explica cómo empezar, qué va a experimentar, cómo continuar y cómo se integran fácilmente a su vida diaria los principios centrales de la dieta FastDiet. Lo demás queda en sus manos.

¿Qué son 500 o 600 calorías?

Reducir las calorías a la cuarta parte de su ingesta diaria es un compromiso significativo, así que no se sorprenda si su primer día de ayuno le parece un hueso duro de roer. A medida que usted avance, los ayunos se convertirán en su segunda naturaleza y la sensación inicial de estar muerto de hambre disminuirá, particularmente si usted no pierde de vista que mañana será otro día, de hecho, otro día durante el cual podrá comer lo que le plazca.

De todas maneras, tómelo como lo tome, 500 o 600 calorías no son un picnic, ni siquiera son la mitad de un picnic. Un *latte* o café expreso con leche, tamaño grande, puede marcar bastante más de 300 calorías si lleva crema, y su habitual sándwich de almuerzo fácilmente podría consumir toda su asignación calórica en un solo bocado. Así que use la cabeza. Gaste sus calorías con sensatez —los planes de menú que empiezan en la página 139 le servirán— pero también vale la pena saber cuáles de sus comidas favoritas para días de ayuno le sirven a usted. Recuerde que en la variedad está el placer: busque diferentes texturas, fuertes sabores, color, y que sean crujientes. Esas combinaciones mantendrán su boca entretenida y evitarán que proteste ante las privaciones.

Cuándo ayunar

Los estudios en animales, los estudios en seres humanos, la investigación y los experimentos —como vimos en el capítulo anterior— prueban que el valor del ayuno es poderoso. ¿Pero qué ocurre cuando usted sale del laboratorio a la vida real? Para el éxito de la dieta, lo que usted coma durante su ayuno y cuándo lo coma, son elementos cruciales. Entonces ¿cuál es el patrón óptimo?

Michael probó con diferentes regímenes de ayuno; el que consideró sostenible para él es un ayuno de dos días no consecutivos cada semana en los cuales se permiten 600 calorías por día, repartidas entre desayuno y cena. Por obvias razones, este modelo se ha denominado dieta 5:2 y esos cinco días de descanso y dos de trabajo significan que usted pasará la mayor parte de su tiempo felizmente exento de pensar en calorías. En un día de ayuno, Michael normalmente toma el desayuno con su familia alrededor de las 7:30 a.m. y luego cena con ellos a las 7:30 p.m. sin comer nada entre ambas comidas. Así, en un día de veinticuatro horas, él tiene dos períodos de doce horas sin comida y una familia contenta. Los menús sugeridos a partir de la página 139 están basados en este modelo que es, en su experiencia, el método de ayuno intermitente más sencillo.

Mimi, como lo describe más adelante en este capítulo, encontró que para ella funciona un modelo ligeramente diferente. Ciñéndose al principio fundamental de la dieta FastDiet, ella consume 500 calorías, pero lo hace en dos comidas y unos cuantos bocadillos (una manzana, palitos de zanahoria) entre ellas, simplemente porque el vasto período entre el desayuno y la cena le parece demasiado grande, demasiado vacío.

De estudios realizados por la Dra. Michelle Harvie[1] y otros investigadores, se derivan pruebas de que este método le ayuda a perder peso, reducir el riesgo de cáncer de seno y aumentar la sensibilidad a la insulina.

¿Pero cuál de las opciones es mejor? En este punto, dado que la ciencia del ayuno intermitente aún está en pañales, no lo sabemos. En el terreno puramente teórico, un período más largo sin comida (que es el modelo de Michael) debería producir mejores resultados que uno en el que usted coma pequeñas cantidades a menores intervalos. Pero, hasta donde sabemos, todavía no hay estudios que busquen comparar los beneficios para la salud en los días de ayuno en sus diferentes modalidades: consumiendo todas las calorías de una vez, dividiéndolas en dos comidas o en porciones a lo largo del día. Los mantendremos informados en cuanto sepamos más al respecto. La Dra. Varady espera que comer durante todo el día evite que el organismo entre en "estado de ayuno". Pero dado que ese estado de ayuno es tan beneficioso para nosotros, hacer muchas comidas pequeñas tal vez reduzca significativamente los beneficios.

El Dr. Mark Mattson, del National Institute on Aging, está de acuerdo en que una sola comida probablemente sea mejor que varias comidas pequeñas en el curso del día. Piensa que cuanto más tiempo pase sin alimento el organismo, mayor será la respuesta celular de adaptación al estrés, lo cual es particularmente bueno para el cerebro.

Por otra parte, el Dr. Valter Longo en el Longevity Institute of the University of Southern California, va más allá. En lo que respecta a reducción del IGF-1, él aduce que para mantener un peso óptimo es mejor hacer cuatro días consecutivos de ayuno cada pocos meses, y durante la semana saltarse comidas y adoptar una dieta basada en plantas y baja en proteínas. Esto, por supuesto, no sería muy bien visto por la mayoría de nosotros; ayunar por largos períodos es simplemente demasiado duro. Resumiendo, el plan 5:2 parece ser el modelo que ofrece mayor alcance para obtener beneficios de salud *y además* el mayor nivel de tolerancia. Esperamos más estudios, pero hasta entonces sigue siendo nuestra opción favorita para esa crucial combinación de pérdida de peso y alegre observancia.

Algunas personas que no sienten hambre a la hora del desayuno tal vez prefieran comer más tarde en el día. Eso está bien. Una de las principales investigadoras en este campo empieza su día con un desayuno tardío alrededor de las 11:00 a.m. y acaba con la cena a las 7:00 p.m. De esa manera, ella está ayunando dieciséis horas en un período de veinticuatro horas, dos veces por semana. Con base en el estudio sobre ratones citado en la página 37, este podría ser un método todavía mejor.

Sin embargo, puede ser "mejor" si usted de veras lo cumple, pero un desayuno tardío podría resultar inconveniente para algunos estilos de vida, horarios u organismos. De modo que adopte un horario que le convenga al suyo diario. Algunas personas que ayunan, por ejemplo, aprecian la conveniencia y simplicidad de una sola comida de 500 o 600 calorías que les permite ignorar la comida por completo durante la mayor parte del día. Lo que usted escoja debe ser su plan, su vida. Hágalo con gusto, pero esté preparado para experimentar dentro de los límites establecidos por el plan.

Qué comer

Puede parecer curioso que se hable de comer cuando se está ayunando. Pero la dieta FastDiet es un programa modificado que permite 500 calorías a la mujer y 600 al hombre en cualquier día de ayuno dado, por lo que es un régimen relativamente cómodo y, más que todo, sostenible a largo plazo.

La dieta FastDiet es un programa modificado que permite 500 calorías a la mujer y 600 al hombre en cualquier día de ayuno dado, por lo que es un régimen relativamente cómodo y, más que todo, sostenible a largo plazo.

De modo que sí, usted sí come en un día de ayuno, pero lo importante es lo que decida comer.

Hay dos principios generales que deben regir lo que usted coma y lo que evite en un día de ayuno. Su propósito es tener comida que lo haga sentir satisfecho pero permanecer firme en la asignación de 500 y 600 calorías; y las mejores opciones para lograrlo son las comidas altas en proteína y las comidas con bajo índice glicémico. Se han realizado varios estudios[2] que demuestran que los individuos que hacen una dieta alta en proteínas se sienten llenos durante más tiempo (en efecto, la principal razón por la cual la gente pierde peso con dietas como la Atkins es porque come menos). El problema de las dietas realmente altas en proteínas, sin embargo, es que las personas tienden a aburrirse por las restricciones y renuncian. También hay pruebas de que las dietas altas en proteína van asociadas con más altos niveles de inflamación crónica y del IGF-1, a su vez asociados al aumento del riesgo de cardiopatías y cáncer.[3]

Así que la dieta FastDiet no recomienda boicotear los carbohidratos por completo y tampoco hacer toda la vida una dieta alta en proteínas. Pero en un día de ayuno, la combinación de proteínas y comidas con bajo índice de glicemia será una herramienta útil para mantener a raya el hambre.

Qué es el índice glicémico

En capítulos anteriores discutimos la importancia del azúcar y la insulina en la sangre. Los altos niveles de insulina que se producen a consecuencia de los altos niveles de azúcar estimulan al organismo a almacenar grasa, lo cual aumenta el riesgo de cáncer. Otra razón para no comer alimentos que hacen subir los niveles de glicemia, sobre todo en los días de ayuno, es que cuando el azúcar disminuye, como inevitablemente ocurrirá, uno empieza a sentirse realmente hambriento.

Los carbohidratos ejercen el mayor impacto sobre la glicemia, pero no todos los carbohidratos son iguales. Como las personas que habitualmente hacen dietas ya saben, una manera de descubrir cuáles carbohidratos generan grandes picos y cuáles no, es buscar su índice glicémico (IG). Cada alimento tiene un puntaje de entre 1 y 100, que si es bajo significa que el alimento en cuestión no tiende a causar una rápida subida de la glicemia. Esos alimentos son los que le sirven.

La altura del pico de glicemia depende no sólo del alimento en sí, sino de la cantidad que coma del mismo. Tendemos a comer más papas de una sentada, que por ejemplo kiwi. Así que también existe una medida llamada carga glicémica (CG), que es:

$$CG = \frac{IG \times \text{gramos de carbohidrato}}{100}$$

De esa fórmula resultan algunas osadas suposiciones de la cantidad del alimento particular del cual a usted le gustaría comer una porción, pero por lo menos es una guía.

Ambas medidas, IG y CG, son tan interesantes no sólo

porque pronostican la salud futura (en personas con una dieta de bajo CG es menor el riesgo de diabetes, cardiopatías y varios tipos de cáncer), sino porque resultan muchas sorpresas. ¿A quién se le ocurriría que comerse una papa horneada supone para su glicemia un choque tan grande como el de comerse una cucharada de azúcar?

En términos generales, un IG por encima de 50 o una CG por encima de 20 no son nada bueno, y cuanto más bajas las cifras, mejor. El IG no es relevante en el caso de proteínas y grasas, y es por eso que ninguno de los alimentos del listado de abajo tiene un contenido significativo de proteína o grasa.

Demos un rápido vistazo al desayuno:

ALIMENTO	IG	CG	TAMAÑO DE LA PORCIÓN (ONZAS)
Avena	50	10	1¾
Granola	43	7	1
Muffin de maíz	102	30	2
Muffin de salvado	60	15	2
Panqueques	102	22	2⅝ (mezcla)
Bagel	72	25	2½
Cornflakes	80	20	1

Fuente: people.bu.edu/sobieraj/papers/GlycemicIndices.pdf

Usted puede ver por qué, si está tomando un desayuno de carbohidratos, la avena y la granola son mejores opciones que los *corn flakes* o un bagel.

¿Y qué le va a poner a su granola?

ALIMENTO	IG	CG	TAMAÑO DE LA PORCIÓN (ONZAS)
Leche, descremada	27	3	8
Leche de soya	44	8	8

Los relativamente altos IG y CG de la leche de soya son apenas una de las razones para quedarse con el lácteo. Y como estamos sacando sorpresas, aquí viene otra:

ALIMENTO	IG	CG	TAMAÑO DE LA PORCIÓN (ONZAS)
Helado	37	4	1¾

Usted apostaría su casa a que el helado tiene altos IG y CG, pero no es así. Si lo incluye en la cuenta de sus calorías, un helado bajo en calorías, con fresas, es una delicia para redondear una comida. Vea más de los IG y CG de distintos alimentos y cómo planear sus días de ayuno, en la página 108.

¿Y de la proteína qué?

Por supuesto que nosotros no recomendamos comer proteína y excluir lo demás en un día de ayuno, pero se requiere de una cantidad adecuada para la salud de los músculos, mantenimiento de células, regulación endocrina, inmunidad y energía. Además la proteína llena, así que vale la pena incluirla en su cuota de calorías. El mejor consejo es ajustarse a las recomendaciones del USDA, Departamento de Agricultura de los Estados Unidos, que sugiere la (muy generosa) cantidad de 50 gramos (más o menos 1¾ onzas) por día.

Prefiera la "proteína buena". El pescado de carne blanca preparado al vapor, por ejemplo, es bajo en grasas saturadas y rico en minerales. Prefiera pollo sin piel en lugar de carne roja; pruebe los productos lácteos bajos en grasa y olvídese del café con crema de leche; incluya camarón, atún y también tofu o cualquier otra proteína vegetal. Dependiendo, por supuesto, de la cantidad que se coma, incluya nueces, semillas y legumbres (frijoles, arvejas y lentejas) pues están repletas de fibra y en un día de hambre actúan como agentes llenadores. Aunque altas en calorías, por lo general las nueces son de bajo IG y son muy llenadoras. También son grasa y usted podría pensar que no "son buenas", pero está comprobado que los consumidores de nueces presentan tasas más bajas de cardiopatía y diabetes que los que se abstienen de ellas.[4]

Los huevos, por su parte, son bajos en grasas saturadas y tienen un alto valor nutricional. No afectarán adversamente sus niveles de colesterol y cada uno tiene un puntaje de apenas 90 calorías, de modo que un desayuno con huevo en un día de ayuno tiene mucho sentido. Dos huevos más 1¾ de onzas de salmón ahumado suman unas sensatas 250 calorías. Investigaciones recientes han encontrado que las personas que consumen huevos como proteína en su desayuno tienen más probabilidades de sentirse llenas durante el día, que aquellas cuyo desayuno contiene proteína de trigo.[5] Además, si el huevo es escalfado o hervido se evitan la adición de calorías por descuido. Así que olvide el pan y reemplácelo por tallos de espárrago al vapor.

Encontrará más sugerencias de comidas para mantenerse lleno y en forma durante un día de ayuno, y también los beneficios de ciertas opciones, a partir de la página 105.

Cómo integrar el ayuno a su vida

¿Cuándo empezar?

Si no lo aqueja enfermedad alguna, y no es usted de las personas para las cuales no es aconsejable ayunar (véase la página 126), entonces es cierto que no hay mejor momento que el presente. Pregúntese: ¿si no ahora, cuándo? Tal vez prefiera esperar el consejo de un médico. Tal vez decida prepararse usted mismo —abandonar ese hábito de toda una vida de comer más de la cuenta, desocupar el refrigerador y comerse la última galletita del tarro—. O tal vez quiera arrancar con el ayuno y en dos semanas empezar a apreciar el progreso visible.

Si arranca, empiece en un día que se sienta fuerte, decidido, calmado y comprometido. Cuéntele a familia y amigos que está empezando la Dieta del Ayuno; una vez comprometido públicamente, tendrá muchas más probabilidades de seguirla. Evite hacerla en días festivos, vacaciones y días en los que debe asistir a un sofisticado almuerzo de negocios completo con canasto de pan, variedad de quesos y cuatro tipos de postre. Reconozca, también, que un día ocupado ayudará a que su tiempo de ayuno vuele, mientras uno de ocio generalmente pasará más lento que una tortuga.

Cuando deliberadamente haya asignado la fecha de su debut, imprima velocidad a su vida. Antes de empezar, registre en un diario todos sus detalles —peso, IMC, peso objetivo— y prepárese para anotar sus progresos, sabiendo que si las personas que hacen dieta llevan honesta cuenta de lo que comen y beben, será más probable que pierdan esas libras y no las recuperen. Luego... respire profundo y relájese. Mejor aún, encójase de hombros. Tampoco es para tanto: no tiene nada que perder fuera de peso.

¿Será muy difícil?

Si ya ha pasado un tiempo desde la última vez que sintió hambre, aún el más leve asomo, es probable que encuentre que comer no más de 500 o 600 calorías en un día es un reto suave, por lo menos inicialmente. Las personas que practican el ayuno intermitente reportan que con el tiempo, el proceso se vuelve significativamente más fácil, sobre todo cuando ellas ven los resultados en el espejo y la báscula. Su primer día de ayuno debe pasar rápido, acelerado por la novedad del proceso; un día de ayuno en un lluvioso miércoles de la tercera semana puede parecerle demasiado esfuerzo. Pero su misión es completarlo, sabiendo que aunque hoy usted esté diciéndole no al chocolate, mañana estará comiendo lo que quiera. Esa es la delicia de la dieta FastDiet y es lo que la hace tan diferente de otros programas para perder peso.

Aunque hoy usted esté diciéndole no al chocolate, mañana estará comiendo lo que quiera. Esa es la delicia de la dieta FastDiet y es lo que la hace tan diferente de otros programas para perder peso.

Cómo ganar los Juegos del Hambre

No hay razón para alarmarse por un hambre que es benigna, ocasional y de corta duración. Dada la base de su buena salud, usted no perecerá. No se desplomará hecho un ovillo que deba rescatar el gato. Su organismo está diseñado para pasar largos períodos sin comida, aunque haya perdido la destreza a través de años de picar y picar todo el tiempo. Hay investigaciones que han encontrado que el ser humano moderno tiende a confundir toda una variedad de emociones con el hambre.[6] Comemos cuando estamos aburridos, cuando estamos sedientos, cuando estamos cerca de la comida (¿y cuándo es que no lo estamos?), cuando estamos acompañados, o simplemente cuando el reloj nos dice que es hora de comer. La mayoría comemos, también, simplemente porque nos gusta. Esto se conoce como hambre hedonista, y aunque en un día de ayuno usted deba resistirlo, puede regodearse en la seguridad de que, si lo desea, al día siguiente podrá ceder a la tentación.

No hay que entrar en pánico por nada de esto. Simplemente recuerde que el cerebro humano es experto en persuadirnos de que tenemos hambre en prácticamente todas las situaciones: cuando afrontamos sentimientos de privación o abandono o decepción; cuando estamos furiosos, tristes, contentos, neutrales; cuando estamos a merced de la publicidad, los imperativos sociales, la estimulación sensorial, recompensas, hábitos, el aroma de café recién preparado o de pan recién horneado o de la chirriante tocineta en un café por el camino. Reconozca ahora que a menudo esas son reacciones *aprendidas* a estímulos externos la mayoría diseñados para separarlo de su dinero. Si usted todavía está procesando su más reciente comida, es muy improbable que lo que esté experimentando sea realmente hambre (la "duración total del tránsito", si le interesan ese tipo de cosas, puede ser hasta de dos días, dependiendo de su género, su metabolismo, y lo que haya comido).

Aunque los retortijones del hambre pueden ser agresivos y desagradables, como una caja de cuchillos afilados, en la práctica son más fluidos y controlables de lo que podría pensarse. Es poco probable que el hambre lo moleste antes de que haya pasado buena parte de un día de ayuno. Es más, un retortijón se acaba. Las personas que ayunan reportan que la sensación de hambre viene en oleadas, no como un muro que no deja de crecer o persistentes ruidos de la región ventral. Es una sinfonía de movimientos bien diferenciados, no un atemorizante crescendo continuo. Considere una tripa ruidosa como una buena señal, una mensajera saludable.

Recuerde también que el hambre no va creciendo en un período de veinticuatro horas, así que en ningún momento vaya a sentirse atrapado por esa sensación. Espere un poco. Usted tiene todo el poder para vencer la sensación de hambre, simplemente reoriente su mente, déjese llevar, salga a correr, tome una ducha, cante en la ducha, llame a un amigo desde la ducha y cante... A las pocas semanas de estar practicando el ayuno intermitente, las personas generalmente reportan que su sensación de hambre ha disminuido.

La lucha más dura al poner en práctica La dieta FastDiet o cualquier forma de ayuno ocurre en las primeras semanas, mientras su cuerpo se acostumbra a un nuevo hábito, una nueva manera de comer. La buena noticia es que la mayor parte de la gente se adapta rápidamente. De hecho, mucha gente nos ha contactado para decirnos cuán inesperadamente fácil es. Kimberley, quien con su marido ha estado poniendo en práctica la dieta FastDiet desde hace algún tiempo, dice: "Estoy maravillada con la energía que tengo los días de ayuno. No es demasiado difícil, pero sí algo exigente. He seguido los métodos de Weight Watchers muchas veces y este es mucho más sencillo. Muchos de mis amigos están interesados en saber cómo nos va. Hasta ahora, siento que mi vientre ha disminuido de tamaño. La presión arterial de mi marido ha bajado más de diez puntos, en sístole y diástole". Lo más importante es contar con una estrategia que funcione para usted. David, por ejemplo, nos escribió: "Encuentro que desayunar, por pequeña que sea la porción, dispara el hambre el resto del día, por lo que evito comer lo que sea hasta tarde. Uno tiene que abordar el día de ayuno con la mente en el lugar correcto". Hay que tomarlo en cuenta. En un día de ayuno, absténgase, evite, diviértase y distráigase. Antes de que lo note, habrá reprogramado su cerebro y su hambre.

Así que anímese. En un día de ayuno, absténgase, conténgase, entreténgase y distráigase. Antes de que se dé cuenta, habrá reprogramado su cerebro y el hambre estará fuera del menú.

Mañana será otro día: fuerza de voluntad, paciencia y gratificación retardada

En la dieta FastDiet la parte tal vez más tranquilizadora y la que más cambia el juego es que no dura para siempre. A diferencia de las dietas de privación que no le han servido antes, en este plan el mañana siempre será diferente. Más fácil. Puede ser que haya panqueques al desayuno, o un almuerzo con amigos, vino con la cena, *pie* de manzana con helado. Ese interruptor para encender y apagar, esa intermitencia, es crucial. Significa que aunque en un día de ayuno usted esté comiendo una cuarta parte de su habitual ingesta de calorías, mañana podrá comer como le plazca. Hay un ilimitado consuelo sicológico en el hecho de que su ayuno sólo será una breve etapa, una fugaz separación de la comida.

Cuando no esté ayunando, ignore el ayuno. El ayuno no es su dueño ni lo define a usted. Usted ni siquiera está ayunando la mayor parte del tiempo. A diferencia de las dietas de moda y de tiempo completo, usted seguirá disfrutando del placer de la comida, seguirá saboreando delicias, continuará su rutina habitual de eventos relacionados con la comida en su diario vivir. No hay sacudidas, impedimentos, reglas, puntos, artificios o idiosincracias. No debe estar diciendo "no" todo el tiempo. Por todo esto no experimentará privaciones en serie, precisamente por las cuales fracasan —y eso lo sabe cualquiera que se haya embarcado en la agotadora tarea de hacer dieta todos los días a largo plazo— los programas de dietas convencionales.

> A diferencia de las dietas de moda y de tiempo completo, usted seguirá disfrutando del placer de la comida, seguirá saboreando delicias, y continuará su rutina habitual de eventos relacionados con la comida en su diario vivir.

La clave, pues, es reconocer, con paciencia y fuerza de voluntad, que tranquilamente usted puede arreglárselas hasta la hora del desayuno mañana. Tenga presente que las personas que ayunan con regularidad reportan que la comida con la cual ellas "des-ayunan" les sabe a gloria. Los sabores cantan. Los bocados bailan. Si alguna vez usted no ha prestado mucha atención a los alimentos que consume sin pensarlo, las cosas están por cambiar. Nada como un poco de satisfacción retardada para mejorar el sabor de las cosas.

Conformidad y sostenibilidad: cómo descubrir un modelo de comida razonable que le sirva a usted

La mayoría de las dietas no sirve. Usted ya lo sabe. De hecho, en 2007 cuando un equipo de psicólogos de la University of California en Los Ángeles, UCLA, analizó treinta y un estudios de dietas de largo plazo, sus integrantes concluyeron que "varios estudios indican que hacer dieta es un constante pronosticador de futuros aumentos de peso...Preguntamos qué pruebas existen de que hacer dieta sirva en el largo plazo, y descubrimos que la evidencia demuestra lo contrario". Su análisis encontró que mientras las personas que hacen dieta pierden libras en los primeros meses, en cinco años la gran mayoría recupera su peso original, mientras "por lo menos la tercera parte de ellas acaba pesando más que cuando se embarcaron en el proyecto".[7] Es claro que el método estándar no ha funcionado, no funciona y no va a funcionar.

Para ser efectivo, entonces, cualquier método debe ser razonable, sostenible, flexible y viable a largo plazo. La observancia, no la pérdida de peso en sí, es la clave. De modo que sus metas deben ser realistas y el programa práctico. Debe integrarse a la vida suya tal como ésta es, no a la vida que sueña llevar. Debe irse de vacaciones con usted, visitar a sus amigos, ayudarlo a superar un día aburrido en la oficina y sobrellevar la Navidad. Para que funcione, cualquier estrategia para perder peso debe ser tolerable, natural e innata, no un falso suplemento que lo fastidie y cohíba y sea el equivalente alimenticio de unos zapatos incómodos.

Aunque la experiencia del ayuno intermitente a largo plazo aún está bajo investigación, las personas que lo han practicado comentan su fácil integración a su diario vivir. Siguen disfrutando de variedad en sus comidas (cualquiera que haya intentado perder peso sólo con toronjas o sopas de apio sabe lo vital que es poder variar). Siguen derivando satisfacción de la comida. Ellas siguen teniendo una vida. No hay drama, ni desesperación por no comer, ni auto flagelación por comer. No hay problema.

Flexibilidad: la clave de su éxito

Su cuerpo no es mío. El mío no es suyo. De modo que vale la pena estructurar su plan de acuerdo a sus necesidades, a su diario vivir, su familia, sus compromisos. Ninguno de nosotros lleva una vida cuadriculada, y no hay ningún plan de dieta que le sirva a todo el mundo. Todos tenemos peculiaridades y condicionantes. Por eso aquí sólo hay sugerencias, nada de mandamientos absolutos. Usted puede decidir ayunar en una forma particular, en un día particular. Posiblemente quiera comer una sola vez, o dos veces, al principio o al final del día. Puede ser que le gusten las remolachas o el hinojo o los arándanos. Algunas personas prefieren que se les diga exactamente qué comer y cuándo; otras prefieren un método más informal. Eso está bien. Basta simplemente atenerse al método básico —500 o 600 calorías al día, con una ventana sin comida tan prolongada como sea posible, dos veces por semana— y usted obtendrá los múltiples beneficios del plan. Con el tiempo hay poca necesidad de un asiduo conteo de calorías; usted sabe lo que significa un día de ayuno y cómo le viene mejor.

El modelo de mantenimiento

Una vez que usted haya alcanzado su peso objetivo o muy cerca del mismo (permitiéndose la flexibilidad de una generosa tajada de torta de cumpleaños), usted podrá considerar si adopta el modelo de mantenimiento. Esto es un ajuste en el cual usted ayuna solamente un día de cada semana a fin de mantenerse en un patrón sostenido de peso deseado pero podrá seguir cosechando los beneficios antienvejecimiento del ayuno ocasional. Naturalmente, un día por semana —si es eso lo que elige— a la larga puede ofrecer unos cuantos beneficios menos que dos días; pero se adapta perfectamente a su vida, sobre todo si usted no se propone perder más peso. Igualmente, si la playa le atrae o hay una boda en el calendario o después de Nochebuena se ha levantado obsesionado por esa cuarta papa horneada, haga un paréntesis. Usted manda.

Qué esperar

Semanas más, semanas menos, lo primero que usted puede esperar de adoptar la Dieta del Ayuno, por supuesto, es perder peso; algunas semanas se encontrará atascado en un decepcionante período de estancamiento, otras semanas verá progresos más rápidos. La pauta básica que puede esperar es perder alrededor de una libra en cada día de ayuno. No todo ese peso, por supuesto, será grasa. Una parte será agua y, otra, la comida digerida que haya en su sistema. Sin embargo, en un período de diez semanas, usted debe perder unas diez libras de grasa, ni punto de comparación con una típica dieta baja en calorías. De crucial importancia es que usted puede esperar mantenerse en el tiempo, con el peso deseado y sin recuperar lo perdido.

Pero más importante que lo perdido, sin embargo, es lo que va a ganar.

Cómo cambiará su anatomía

En cuestión de semanas, usted puede esperar una reducción de su IMC o porcentaje de grasa corporal y de su cintura, así como un aumento de su masa muscular. Sus niveles de colesterol, glicemia e IGF-1 mejorarán. Este es el camino a una mejor salud y una larga vida. Usted ya está eludiendo un futuro no escrito. Ahora mismo, sin embargo, empezarán a verse en el espejo los cambios palpables, a medida que su cuerpo se vuelve más delgado y liviano.

A medida que avancen las semanas, encontrará que el ayuno intermitente también tiene potentes efectos secundarios. Además de la obvia pérdida de peso y los beneficios de salud almacenados para el futuro, hay consecuencias más sutiles, ventajas y bonificaciones que entran al juego.

> En cuestión de semanas, usted puede esperar una reducción de su IMC o porcentaje de grasa corporal y de su cintura, así como un aumento de su masa muscular. Sus niveles de colesterol, glicemia e IGF-1 mejorarán.

Cómo cambiará su apetito

Espere una adaptación de sus preferencias en cuanto a comidas; muy pronto, usted empezará a escoger alimentos saludables sin pensarlo, no deliberadamente. Usted empezará a entender el hambre, a superar la sensación y manejarla ya sabiendo qué es estar realmente hambriento. También reconocerá la sensación de agradable llenura, sin crujir cual sofá inamovible. Se sentirá satisfecho, no relleno. ¿El resultado final? No más "resacas de comida", una digestión mejorada y más vitalidad.

Después de seis meses de ayuno intermitente, sus hábitos

alimenticios cambiarán de manera interesante. Tal vez encuentre que está comiendo la mitad de la carne que comía y no por una decisión consciente, sino natural, derivada de su propio deseo más que de sus decisiones o creencias. Es probable que consuma más vegetales. Muchas personas que practican el ayuno intermitente instintivamente abandonan el pan (y por asociación, la mantequilla), los alimentos pesados empiezan a parecerles menos atractivos y los azúcares refinados dejan de ser tan tentadores como antes. ¿La bolsa de dulces de la guantera del auto? Tómela o déjela.

Usted, por supuesto, ya no necesitará pensarlo demasiado. Si es como yo, pronto verá el día en que llegue a un sitio y le diga no al *cheesecake* porque no lo quiere, no porque se esté negando a sí mismo un gusto. Ese es el punto de partida del poder del ayuno intermitente: cuando lo lleva a revisar su dieta. Y ese cambio es su boleto de largo plazo a la salud.

Cómo cambiará su actitud

Sí, usted empezará a perder los malos hábitos alimenticios. Pero si continúa ayunando —y dándose festines— con plena consciencia, ocurrirá todo tipo de cambios, incluso algunos improbables e inesperados. Tal vez descubra, por ejemplo, que durante años padeció de "distorsión de las porciones", pensando que la comida apilada en su plato era la cantidad que realmente necesitaba y deseaba. Con el tiempo, probablemente descubra que se estaba sobrepasando. Los muffins empezarán a lucir enormes, mientras reposan gordos y húmedos, bajo cúpulas transparentes en las cafeterías. Una bolsa grande de papas fritas se convierte en un prospecto monstruoso. Puede ser que usted pase del tamaño gigante al grande a sólo media taza de café o té, sin azúcar y sin crema.

Pronto reconocerá la verdad sobre lo que venía comiendo y las mentirillas sin palabras que se ha contado a sí mismo durante años. Esto forma parte del proceso de recalibración tanto como todo lo demás; usted ha cambiado de parecer. El ayuno ocasional lo capacitará en el arte del "comer moderado", que en últimas es el objetivo. Todo es parte del prolongado juego de cambio de conducta que significa que la dieta FastDiet en últimas se volverá no un ayuno y tampoco una dieta, sino un estilo de vida. Después de un tiempo usted habrá cultivado un nuevo método de alimentación sin siquiera saber que lo está haciendo.

Las personas que practican el ayuno intermitente también reportan un aumento de su energía, además de una sensación amplificada de bienestar emocional. Hay quienes hablan de un "brillo", que quizás sea resultado de ganar la batalla del autocontrol, o de la ropa de menor talla y las felicitaciones, o de algo que está sucediendo a nivel metabólico que determina nuestro estado de ánimo. Puede que todavía no sepamos con precisión por qué, pero sea lo que sea, es bueno. Mucho mejor que una torta. Como dice en línea un adepto: "En términos generales, el ayuno simplemente parece ser lo correcto. Es como un botón para *resetear* todo el cuerpo".[8]

Con mayor sutileza aún, muchas de las personas que practican el ayuno reconocen una sensación de alivio en la medida en que sus días de ayuno ya no giran alrededor de la comida. Abrácelo. Si usted le permite materializarse, hay cierta libertad en ello. Es posible que usted encuentre, como nos pasó a nosotros, que empieza a esperar sus días de ayuno: el tiempo para recomponerse y darle un respiro a la alimentación.

Y ahora, vamos a la realidad de la dieta FastDiet con relatos, consejos prácticos y solución de problemas.

Cómo ayunan los hombres: la experiencia de Michael

En los últimos meses muchos hombres me han contactado para decirme cuánto peso han perdido y también cuán sorprendidos y complacidos están de que el ayuno intermitente resulte ser tan fácil. Les gusta su simplicidad, el hecho de que usted no tiene que renunciar a las cosas o tratar de recordar complicadas recetas.

El actor y comediante británico Dom Joly escribió recientemente que después de ver mi programa *Horizon*, ha perdido treinta y cinco libras y puede verse a sí mismo practicando este método el resto de su vida.[9] Lo que le atrae es saber que al día siguiente podrá comer lo que quiera. Incluso añadió que ahora ya disfruta los días de ayuno, algo que también he escuchado de otros hombres. Una de las cosas del ayuno que parece gustarles en particular es que pueden integrarlo a su vida con un mínimo esfuerzo, pues no les impide trabajar, viajar, disfrutar su vida social, ni hacer ejercicio. De hecho, algunos encuentran que estimula su rendimiento (véase en la página 123 más sobre ayuno y ejercicio).

En un estudio belga, a los hombres que se pidió hacer una dieta con alto contenido de grasa y hacer ejercicio antes del desayuno, con el estómago vacío, ganaron mucho menos peso que los de un grupo similar con una dieta idéntica que hicieron su ejercicio después de desayunar.[10] Este estudio respalda la afirmación de que comer después de haber ayunado hace que el organismo queme una mayor cantidad de grasa como combustible. Por lo menos en los hombres lo hace.

Para mí, un día de ayuno ahora sigue una rutina familiar. Empiezo con un desayuno rico en proteína, normalmente huevos revueltos o un plato de requesón. En el transcurso del día me tomo varias tazas de café negro y té, trabajo muy contento inclusive en la hora de almuerzo, y rara vez experimento retortijones de hambre antes de bien entrada la tarde. Cuando me dan, simplemente los ignoro o salgo a caminar un poco hasta que pasan.

En la noche ceno un trocito de pescado o carne y montones de vegetales al vapor. Como he ayunado desde el desayuno, me saben delicioso. Jamás tengo problemas para conciliar el sueño y la mayoría de las veces despierto a la mañana siguiente sin sentir más hambre de lo normal.

Cómo ayunan las mujeres:
la experiencia de Mimi

Mientras la mayoría de los hombres que conozco responden bien a cifras y objetivos (con accesorios asociados, si pueden), he encontrado que las mujeres tienden a compartir un enfoque más holístico del ayuno. Como con muchas cosas en la vida, nos gusta analizar lo que se siente, sabiendo que nuestro organismo es único y responderá como le dé la real gana ante cualquier estimulación. Respondemos a las historias compartidas y al apoyo de nuestras amistades. Y, a veces, necesitamos un bocadillo.

Personalmente, por ejemplo, me gusta consumir las calorías de mi día de ayuno en dos tandas —una temprano y la otra, tarde— cerrando el día con las asignadas y apuntando a una brecha más larga entre ambas para maximizar el prospecto de beneficios para la salud y pérdida de peso. Pero yo sí necesito un refrigerio para mantenerme en marcha en el intervalo. En un día de ayuno, usualmente el desayuno es un muesli bajo en azúcar, que tal vez incluya almendras y algunas fresas frescas, con leche semidescremada al 1% o 2%. Habrá una manzana para la hora de almuerzo (ningún banquete, lo sé, pero suficiente para hacer la diferencia ese día). Finalmente, cuando los chicos se han ido a la cama, la cena: una interesante y sustanciosa ensalada con montones de hojas y alguna proteína magra que puede ser salmón ahumado o atún o humus (puré de garbanzos con pasta de sésamo, jugo de limón y ajo). En el transcurso del día tomo agua mineral con un chorrito de limón, cantidades de té de hierbas y bastante café negro. Todos ayudan a pasar el día.

En los cuatro meses que han pasado desde que inicié la dieta intermitente con el método FastDiet, he perdido 13.2 libras y mi IMC ha pasado de 21.4 a 19.4. Si usted está luchando con cifras superiores a estas, recabe fortaleza del hecho de que personas más pesadas responden de maravilla al ayuno intermitente, y los efectos positivos deben empezar a verse en un tiempo relativamente corto. Actualmente, un día de ayuno en la semana (los lunes) parece suficiente y me mantiene en un feliz peso estable.

Muchas mujeres que he ido conociendo son muy versadas en técnicas de dieta (llevan años de práctica), y he encontrado un par de consejos prácticos que vienen muy bien para un día de ayuno. Yo recomiendo, por ejemplo, comer pequeños bocados, masticar lentamente y concentrarse en la comida. ¿Por qué leer una revista o tuitear mientras come? Si está comiendo sólo 500 calorías, tiene sentido tomar consciencia de ellas mientras las está ingiriendo.

Como muchas personas que practican el ayuno intermitente, he encontrado que el hambre simplemente no es problema. Por la razón que sea —y uno se pregunta si esto es conveniente para la industria alimenticia— hemos desarrollado un temor a sentir hambre, a la hipoglicemia y qué sé yo a qué más. En general, para mí, la sensación que da un día con poca comida es más de libertad que de restricción. Dicho lo anterior, hay altibajos: algunos días me siento como pez en el agua; otros días, me siento como si me estuviera hundiendo, no nadando, quizá por las emociones o las hormonas o simplemente porque el diario vivir tiene sus bemoles. Vea cómo se siente, y siempre ceda con gracia si ese día particular no es su día para ayunar.

Una docena de maneras para que la dieta FastDiet funcione para usted

1. **Conozca su peso y su IMC desde el principio.**
Como ya lo hemos mencionado, una de las mejores cosas que puede hacer es calcular su índice de masa corporal —su peso (en libras) dividido por su estatura (en pulgadas) elevado al cuadrado y multiplicado por un factor de conversión de 703—. Esto puede sonar complicado, pero es la mejor herramienta que tenemos para abrirnos el camino a perder peso de manera saludable. (También puede hacer que un sitio web de IMC haga el cálculo). Tenga en cuenta que el puntaje de IMC no corresponde a ningún tipo de cuerpo, edad o etnia, y debe recibirse con precaución informada. Pero si usted necesita una cifra, esa es la que no debe perder de vista.

Pésese con regularidad pero no obsesivamente. Una vez por semana debe bastar. La mañana después de un día de ayuno es mejor si le gusta ver sus cifras a la baja. Quizá descubra que su peso varía en forma considerable entre los días de comer y los de ayuno. Esta discrepancia puede deberse más a la comida adicional en su cuerpo que a cambios en la cantidad de grasa de un día a otro. Quizá prefiera calcular un promedio en un periodo de algunos días hasta que llegue a un número razonable de pérdida de peso. Pero no se esfuerce demasiado; evite que la medición —de su peso o de las calorías que consume— se vuelva una tarea. Si le gusta la estructura y claridad, quizá quiera monitorear su progreso. Fije un objetivo. ¿A dónde quiere llegar y en cuánto tiempo? Sea realista, no es aconsejable perder peso en forma precipitada, así que tómese su tiempo. Diseñe un plan. Escríbalo.

Muchas personas recomiendan llevar un diario de la dieta. Junto con las cifras, registre sus experiencias; trate de anotar "tres cosas buenas" que ocurrieron ese día. Es un mensaje de bienestar al cual puede volver más adelante en el tiempo.

2. **Consígase un amigo de ayuno.** Usted necesita muy pocos accesorios para tener éxito con esto, pero un amigo que lo apoye sí puede ser uno de ellos. Una vez que haya iniciado su dieta intermitente con el método FastDiet, cuénteselo a la gente; puede ser que se unan, y usted desarrollará una red de experiencia común. Como el plan atrae a hombres y mujeres por igual, las parejas reportan que lo encuentran más manejable si lo hacen juntos. En esa forma ustedes disfrutarán

de apoyo mutuo, camaradería, compromiso conjunto; y anécdotas. Además, la hora de las comidas se facilita muchísimo si usted come con alguien que está al tanto de los rudimentos de la trama. En salas de chat y foros en línea hay muchos hilos que son fuentes excelentes de apoyo e información. Es notable lo tranquilizador que resulta saber que no se está solo.

3. **Prepare su día de ayuno con anticipación** para que escarbando a última hora no se vaya a encontrar una salchicha sobrante que acecha irresistible en el refrigerador. Simplifique y busque sabor para su día, sin esforzarse. Haga sus compras y cocine en los días de no ayuno, para no exponerse a la tentación (vea recetas sencillas para días de ayuno, en el capítulo 3). Antes de embarcarse en la dieta intermitente con el método FastDiet, deshágase de la comida chatarra que haya en casa, pues solamente le coqueteará desde la alacena, volviendo su día de ayuno más difícil de la cuenta.

4. **Revise las etiquetas de calorías para asegurarse de que las porciones sean las indicadas en el plan.** Si la caja de cereal dice "una porción de 30g", pésela. Hágalo. Asómbrese. Y luego sea honesto. Como su conteo de calorías en un día de ayuno es algo necesariamente fijo y limitado, es importante no

engañarse con lo que realmente está consumiendo. En la página 187 encontrará un conteo de calorías para las comidas de sus días de ayuno. Otra opción es bajar una aplicación que cuenta calorías, del sitio web www.myfitnesspal.com. Para información más detallada, visite nutritiondata.self.com, que incluye criterios de búsqueda específicos para que pueda acomodar la comida que desea no sólo a su asignación de calorías sino a sus necesidades nutricionales. Y algo mucho más importante: no cuente calorías en un día de no ayuno. Seguramente tendrá mejores cosas que hacer.

5. **Espere antes de comer.** Trate de resistir por lo menos diez minutos, quince si puede, para ver si se calma el hambre (como tiende a ser naturalmente). Si es absolutamente necesario que coma algo, escoja lo que no le vaya a subir sus niveles de insulina. Pueden ser unos palitos de zanahoria, un puñado de crispetas o palomitas de maíz sin aderezos, una tajada de manzana o algunas fresas. Pero no vaya a picar y picar como una gallina durante todo el día, pues las calorías pronto se apilan y habrá perdido su ayuno. En los días de ayuno, coma a consciencia y concéntrese en el hecho de que está comiendo (no es tan loco como suena, sobre todo si alguna vez ha pasado un embotellamiento de tráfico echándose a la boca confites de M&M).

Manténgase moderadamente alerta en los días de descanso. Coma hasta quedar satisfecho, no hasta que se sienta lleno (después de unas semanas de práctica, esto ocurrirá en forma natural). Defina lo que el concepto de "llenura" significa para usted: todos somos diferentes, y verá que cambia con el tiempo.

6. **Manténgase ocupado.** "Los seres humanos siempre estamos buscando cosas que hacer entre comidas", dijo el cantante y compositor Leonard Cohen. Es cierto, y vea a dónde nos ha llevado. Así que llene su día, no su cara. Gran defensor del ayuno, Brad Pilon ha anotado: "Nadie siente hambre en los primeros segundos de un salto en paracaídas". Haga cosas que no tengan que ver con comida (no necesariamente saltar en paracaídas, haga cualquier cosa que le guste). La distracción es su mejor defensa contra las oscuras artimañas de la industria alimenticia, que ha ubicado rosquillas en cada esquina y nachos en cada giro. Y recuerde, si esa rosquilla tiene que ser suya, mañana todavía estará ahí.

7. **Pruebe ayunando de dos-a-dos**: ayune pero no desde que se levanta hasta que se acuesta, sino de 2:00 p.m. a 2:00 pm. Después del almuerzo del día uno, coma frugalmente hasta un almuerzo tardío

al día siguiente. En esa forma, usted perderá peso mientras duerme y ningún día se sentirá privado de la comida. Es un buen truco, pero requiere un poco más de concentración que la opción del día entero. También puede ayunar de cena a cena, lo que también significaría que ningún día sea "puro ayuno y cero diversión". El punto es que este plan es "ajústelo para que le sirva". Igual que la pretina de su falda en tres semanas.

8. **No tema pensar en la comida que le gusta.** Un mecanismo sicológico llamado habituación —por el cual cuanto más se tiene de algo, menos valor se le da— significa que hacer lo contrario y tratar de suprimir los pensamientos de comida no es una buena estrategia.[11] Aquí el proceso de pensamiento crucial es tratar la comida como a un amigo, no un enemigo. La comida no es mágica, ni sobrenatural, ni peligrosa. No la satanice; normalícela. Sólo es comida.

9. **Manténgase hidratado.** Busque bebidas sin calorías, que le gusten, y tómelas en cantidades. Hay quienes se apegan al té de hierbas, otras personas prefieren que el agua mineral burbujeante les baile en la lengua, aunque el agua del grifo sirve igual. Buena parte de nuestra hidratación proviene de los alimentos que comemos, y por eso quienes

practican el ayuno deben compensar su ingesta de rutina con bebidas adicionales (chequée su orina: debe ser abundante y pálida). Aunque no hay un razonamiento científico para beber los consabidos ocho vasos de agua diarios, sí hay buenas razones para mantenerse ingiriendo líquidos. La boca reseca es el último signo de la deshidratación, no el primero, así que actúe antes de que su organismo se queje, y también reconozca que un vaso de agua es una buena manera de acallar una panza vacía, al menos temporalmente. También evitará que usted confunda la sed con el hambre.

10. **No cuente con perder peso todos los días.**
Si tiene una semana en que la báscula no parece cambiar, piense en los beneficios de salud que de hecho está acumulando aunque no haya visto bajar sus cifras. Recuerde por qué está haciendo esto: no sólo los jeans más pequeños, sino las ventajas a largo plazo: los ampliamente aceptados beneficios del ayuno, como la reducción del riesgo de enfermedades, la reactivación del cerebro y la prolongación de la vida. Considérelas como un plan de pensión para usted.

11. **Sea sensato, actúe con precaución, y si se siente mal, deténgase.** Es vital que esta estrategia se practique de una manera flexible y comprensiva.

Está bien que rompa las reglas si tiene que hacerlo. No se trata de una carrera contra el tiempo, así que hágala divertida. ¿Quién quiere vivir más tiempo si va a hacerlo en un suplicio? Usted no quiere resoplar y sudar una vida cansona. Usted quiere que sea un baile. ¿O no?

12. **Felicítese.** Cada día de ayuno completado significa una potencial pérdida de peso y un beneficio de salud cuantificable. Usted ya está ganando.

Preguntas y respuestas

¿Qué días debo escoger para ayunar?

En realidad no importa. Es su vida, y usted sabrá qué días le convienen más. El lunes es una opción obvia para muchos, tal vez porque en el aspecto psicológico y en la práctica es más manejable engranar y arrancar al principio de la semana, sobre todo después de un fin de semana social. Por esa misma razón esas personas tal vez eviten ayunar los sábados o domingos, cuando hay desayunos y almuerzos en familia, salidas a cenar y fiestas que volverían un fastidio todo eso de contar calorías. En ese caso el jueves sería un buen segundo día de ayuno. Pero sea flexible; no se obligue a ayunar en días que no le parezca que deba hacerlo. Si se siente muy estresado, trastornado, cansado o fastidiado, en un día que haya designado para ayunar, trate de hacerlo otro día. Adáptese. No se trata de reglas de una-sola-talla-sirve; se trata de encontrar un modelo realista que funcione para usted. Sin embargo, no deje de apuntar a tener un modelo o patrón. En esa forma, con el tiempo, se familiarizará con sus ayunos, que se convertirán en un discreto hábito que usted acepta y abraza. Usted puede ir adaptando sus ayunos, su vida —y su cuerpo— a medida que van cambiando. Pero no deje de ayunar demasiados días pues existe el peligro de que vuelva a caer en los viejos hábitos. Sea gentil. Pero firme.

¿Tiene que ser de veinticuatro horas?

Ayunar por un período de veinticuatro horas es práctico, coherente y no deja lugar a dudas, todo lo cual promete una mayor probabilidad de tener éxito. Sin embargo, es sólo la manera más conveniente de organizar un ayuno. No hay nada mágico en el lapso de veinticuatro horas. Para evitarse molestias, acéptelo y recuérdese a sí mismo que pasará dormido casi la tercera parte de ese tiempo.

¿Debería ayunar en días consecutivos?

Muchos de los estudios realizados hasta la fecha en humanos se han realizado con voluntarios que ayunan en días consecutivos; ciertamente, hay ventajas al ayunar un día tras otro pero, hasta donde tenemos conocimiento, no hay estudios realizados en humanos que comparen este sistema con el del ayuno en días no consecutivos. Sin embargo, sí sabemos que en la práctica funciona para quienes ayunan como nosotros. Michael ensayó con el sistema consecutivo pero le pareció demasiado engorroso para ser sostenible en el tiempo, y se cambió a la versión repartida: ayunar lunes y jueves. La pérdida de peso, la mejoría en glicemia, colesterol e IGF-1 que él obtuvo son resultado de este modelo de dos días no consecutivos.

Aquí también hay un imperativo psicológico: al ayunar por más de un día a la vez, pueden empezar el resentimiento, aburrimiento y asedio: precisamente los sentimientos que acaban con las mejores intenciones de hacer dieta. Parte crucial de este plan es que usted nunca se sienta presionado durante tanto tiempo que considere abandonarlo. Para cuando sienta que ya ha tenido suficiente, su desayuno estará servido y otro ayuno habrá terminado.

¿Cuánto peso voy a perder?

Esto dependerá en gran medida de su metabolismo, su tipo de organismo individual, su peso al iniciar, su nivel de actividad y cuán efectiva y honestamente pueda ayunar usted. La primera semana posiblemente experimente una pérdida de agua a la cual corresponda un descenso significativo en la báscula; con el tiempo, gracias a la sencilla ley de la termogénesis (se pierde peso cuando la energía que entra es menor que la que sale), su déficit calórico semanal significará que usted estará perdiendo grasa. Sea prudente: no es aconsejable perder peso en forma abrupta y ése no debe ser su objetivo. Sin embargo, usted puede esperar que en ocho semanas ya haya perdido unas siete libras.

Sé que en un día de ayuno debo atenerme a alimentos de bajos IG y CG. ¿Qué alimentos son los mejores?

Como hemos visto, los alimentos con bajo índice glicémico o baja carga glicémica ayudarán a mantener estable su glicemia, aumentando así las probabilidades de tener un día con menos calorías exitoso. Las frutas y los vegetales, demás está repetirlo, son fabulosos y usted debe apoyarse en ellos para sus días de ayuno. Repletos de nutrientes, su fibra lo llenará, tienen relativamente pocas calorías y mantienen baja su glicemia. Las zanahorias son una picada excelente, particularmente con humus, que tiene un asombroso puntaje de 6 de IG y 0 en CG. La fruta también sirve mucho, aunque para el ayuno algunas son más inocuas que otras.

Revise en línea el conteo del IG de las comidas para sus días de ayuno. La American Diabetes Association tiene una excelente guía en su sitio web bajo "Índice Glicémico y Diabetes". Por ejemplo, vale la pena buscar con cuidado los alimentos básicos que contienen almidón:

ALIMENTO	IG	CG	TAMAÑO DE LA PORCIÓN (ONZAS)
Arroz integral	48	20	5¼
Arroz blanco	76	36	5¼
Pasta (trigo duro)	40	20	5¼
Cuscús	65	23	5¼
Papas hervidas	58	16	5¼
Papas majadas	85	17	5¼
Papas fritas	75	22	5¼
Papas horneadas	85	26	5¼

La mayor sorpresa entre los alimentos básicos es el enorme efecto que las papas horneadas o majadas tienen sobre la glicemia. En días de ayuno, evite estos alimentos básicos que contienen almidón y sustitúyalos por bastantes verduras. También cuídese de las frutas. Algunas son sus amigas de ayuno, pero otras dispararán su glicemia y es preferible dejarlas para los días en que coma con toda libertad.

ALIMENTO	IG	CG	TAMAÑO DE LA PORCIÓN (ONZAS)
Fresas	38	1	4¼
Manzanas	35	5	4¼
Naranjas	42	5	4¼
Uvas	45	9	4¼
Piña	84	7	4¼
Bananos	50	12	4¼
Uvas pasas	64	30	2
Dátiles	100	42	2

Comerse la fruta entera lo mantendrá más tiempo sintiéndose lleno. Las fresas, sin azúcar, son extraordinariamente bajas en IG y CG y también bajas en calorías; con razón muchos comen al desayuno un tazón de fresas los días de ayuno. Lo impactante es el efecto del azúcar de las uvas pasas y dátiles. Evítelos en sus días de ayuno. Para contar sus calorías, vea el Conteo de Calorías en la página 187.

Comerse la fruta entera lo mantendrá
más tiempo sintiéndose lleno.

He leído acerca de los "súper alimentos" y el "comer inteligente". ¿Debo incluir súper alimentos en un día de ayuno?

El término "súper alimento" es más una estratagema de mercadeo que un concepto científico, y los nutricionistas clínicos se resisten a usar esa descripción. Sin embargo, hay evidencias que sugieren que algunos alimentos son ricos en nutrientes o fitoquímicos que pueden tener un papel benéfico para el organismo. Si le gustan, cómalos en un día de ayuno o cualquier día que se le antoje. No pueden hacerle daño, saben bien y generalmente son frescos y bajos en calorías, lo que los hace compañeros ideales para un día de ayuno.

Fruta: Mientras los laboratorios del mundo siguen en su búsqueda de nuevas maravillas anti obesidad, lo último que ha surgido es la humilde mandarina. Las frutas cítricas en general, y las mandarinas en particular, contienen altas concentraciones de nobiletina, un compuesto que "protege de la obesidad y la ateroesclerosis", al menos en ratones de laboratorio.[12] Si le gustan las mandarinas, cómalas, tal vez tomándose su tiempo para meditar mientras les quita el hollejo o membrana esponjosa que recubre la cara interior de la cáscara de esa fruta cítrica. El mismo grupo de investigadores encontró previamente que la toronja, rica en un compuesto llamado naringenina, estimula al hígado a quemar la grasa en lugar de almacenarla.[13] La toronja también contiene compuestos como liminoides y licopeno (de los cuales se cree que tienen propiedades anticancerígenas),[14] y marca sólo 39 calorías por cada mitad, lo que la convierte en una buena comida para un día de ayuno. (Sin embargo, usted debe saber que la toronja interactúa con un número de medicinas comunes, así que si está tomando medicamentos como estatinas, consúltelo con su médico). Otra opción, es que siempre puede incluir una tajada de melón (30 calorías por cada 3½ onzas) o una manzana (alrededor de 50 calorías por cada 3½ onzas) por su sabor, por crujiente y por la pectina, una fibra soluble que nuestro organismo no puede absorber pero resulta útil para la digestión de la grasa.[15] La manzana es el alimento más conveniente, aunque bastante alta en calorías; cómasela toda, piel, semillas y corazón. Probablemente querrá hacerlo si es uno de los gustos de sus días de ayuno. Los tomates también contienen licopeno, que puede ayudar a proteger de cáncer[16] y de los accidentes cerebrovasculares.[17] Un puñado de tomates cherry o de fresas (bajo IG, baja CG) podría ser su mejor apuesta para ser rescatado incólume de una panza gruñona. Asegúrese de que no haya trampas de calorías antes de comer (vea el Contador de Calorías en la página 187).

Bayas: Los arándanos tienen un alto contenido de polifenoles y fitonutrientes. Nuevas investigaciones han encontrado que estas pequeñas bayas también pueden descomponer las células adiposas que haya en el organismo y evitar que se formen nuevas.[18] Impresionante, ¿eh? Incluso si usted no cree en la ciencia, los arándanos siguen siendo una excelente fuente de vitamina C. Una vez que se haya vuelto experto en bayas, tal vez quiera darse una buena vuelta por su tienda naturista más cercana y buscar allí otros super alimentos: goji, açai, áloe, semillas de cáñamo, semillas de chía y espirulina (alga azul verdosa rica en nutrientes). Todas curiosas, y todas buenas.

Vegetales: Una vez más, apúntele a una amplia variedad de vegetación: diferentes colores, texturas, formas y sabores. El brócoli al vapor contiene todo un mundo de nutrientes (incluida la vitamina K). A las habichuelas les encanta un poco de limón y ajo. El hinojo es excelente si se taja muy delgado (invierta en una mandolina) y se acompaña con gajos de naranja y un chorrito del jugo. El edamame es una buena fuente de proteína baja en grasa y contiene ácidos grasos omega-3. Los vegetales con alto contenido de almidón, por supuesto, tienden a tener su CG y valor calórico más altos, aunque son llenadores. Tenga la precaución de no usar mantequilla.

Hojas: No es necesario decir que los vegetales de grandes hojas verdes son sus amigos de los días de ayuno. Espinaca, col rizada, acelga, hojas de mostaza, hojas de ensalada... verdadero festín de vitaminas agradablemente bajo en calorías. Haga más sabrosas las cosas con pimiento picante molido, jengibre, comino, pimienta, jugo de limón, ajo. El ajo, dicho sea de paso, contiene alicina, el ingrediente activo que le da su picante del cual también se cree que protege células y reduce depósitos grasos[19]; sea liberal y lleve consigo mentas (sin azúcar).

Hierbas y especias: Bajas calorías, alto impacto, no hay ni que pensarlo. Los pepinos también podrían servirle —pepinillos, jalapeños, cebollas (vigile los valores del IG)— o mostaza; cualquier cosa, en realidad, que traiga un relámpago de fuego o sabor a su plato.

Nueces: Hemos establecido que las nueces son unas de las favoritas en días de ayuno, son llenadoras y tienen un bajo IG. Las almendras, aunque tienen muchas calorías, son altas en fibra y proteína, por lo cual llenan bastante; los pistachos, también (son mejores aún, pero pelarlos y comerlos toma mucho tiempo). Las semillas de marañón y las hojuelas de coco ayudarán a animar una ensalada. Pero cuente con cuidado; las calorías de las nueces van sumando rápidamente.

Semillas: Las semillas de girasol contienen grasas buenas, además de hierro, zinc, potasio, vitaminas E y B_1, magnesio y selenio: toda esa maravilla en un pequeño empaque.

Sopa: Científicos de Penn State University han encontrado que la sopa es un gran supresor del apetito.[20] Decídase por un caldo liviano o una sopa de miso; prefiera zanahoria y cilantro en lugar de un cremoso guiso de pescado.

Cereales: La avena es un alimento básico de baja CG, pero mézclela; puede experimentar con bulgur (trigo seco triturado), cuscús (marmaón) y quinua, todos con alto contenido de proteína y fibra, fáciles de cocinar y buenas fuentes de hierro.

Lácteos: Los productos lácteos, aunque llenos de proteína y calcio, también pueden tener bastante grasa. Opte por las alternativas bajas en grasa, y guarde la tabla de quesos para mañana. El yogurt sin grasa le proporcionará proteína, potasio y —si los quiere— probióticos, e igual que las nueces, lo ayudará a sentirse lleno más tiempo.

> Sea lo que sea que usted coma en un día de ayuno (o cualquier día), lo más importante es disfrutarlo. Coma despacio.

Sea lo que sea que usted coma en un día de ayuno (o cualquier día), lo más importante es disfrutarlo. Coma despacio. Más ideas en los planes de menú que empiezan en la página 139.

Sé que necesitaré muchos vegetales, pero ¿debo comerlos crudos o cocidos?

Hay algún desacuerdo en cuanto a si es mejor comer los vegetales crudos o cocidos. Como alegan los partidarios de la comida cruda, cocinarlos puede destruir vitaminas, minerales y enzimas, pero también suaviza las fibras de celulosa, y eso permite que el organismo asimile los nutrientes más fácilmente. El licopeno, potente antioxidante que se encuentra en los tomates, aumenta al cocinarlos.[21] Una gota de salsa de tomate no es mala. Por otra parte, hervidas o al vapor, las zanahorias, espinacas, champiñones, espárragos, apio, pimentones y muchos otros vegetales, proporcionan más antioxidantes como los carotenoides y el ácido ferúlico, que si se comen crudos.[22] Lo malo de cocinar los vegetales es que se puede destruir su vitamina C. La discusión de crudo versus cocido es un tema complicado. ¿Nuestro mejor consejo? Coma muchos vegetales, en la forma que más le gusten.

¿Puedo comer lo que quiera en mis días libres?

Sí. Contra lo que su intuición podría dictarle al respecto, ningún alimento está fuera de contexto, ninguno está prohibido. En los cinco días de la semana en los cuales no estamos restringiendo calorías, nosotros dos comemos con toda libertad: pescado y papas fritas, papas al horno, galletitas, torta. El estudio de Illinois encontró con toda certeza que los voluntarios a los que se pidió comer lasagna, pizza y papas fritas durante los días "de no ayuno" de todas maneras perdieron peso.

Aun así, no *intente* darse una comilona para compensar el tiempo perdido, como si se tratara de un concurso del que coma más *pie* de arándanos. Esta ausencia de hiperfagia (apetito excesivo) después de un día de racionar las calorías puede parecer sorprendente, pero está respaldada por la experiencia. Muchas de las personas que ayunan reportan no haberse sentido particularmente hambrientas el día después de haber ayunado; aún más, mucha gente descubre que su amor por los alimentos con alto contenido de azúcar o grasa parece disminuir en la medida en que el sayuno intermitente se vuelve su estilo de vida. Hasta ahora, sólo podemos especular sobre cuál sea la causa, pero algunos individuos sí que experimentan un efecto galvanizador derivado del peso que logran perder: en la medida en que pierden libras, su voluntad se hace más fuerte y sus costumbres alimenticias más saludables al disminuir la cantidad de pizzas, *pies* y papas que consumen. Parece un cambio natural de estilo de vida.

Sin embargo, los seres humanos hemos evolucionado hasta preferir comidas ricas en calorías —lo que en otros tiempos nos resultaba ventajoso— y tal vez lo mejor de la dieta FastDiet es que incluye comidas que le placen, en cinco de los días de la semana. Durante la mayoría del tiempo, no hay limitaciones, ni privaciones, ni culpa. El impacto sicológico de *no querer* reconocer algo es enorme; frustra lo que se conoce como el "efecto desinhibición"; paradoja por la cual prohibirnos ciertas comidas nos lleva a querer comer más de las mismas.[23]

Recuerde, entonces, que este no es un ciclo de atiborrarse y matarse de hambre: está calibrado y es moderado. Estudios y experiencias muestran que el ayuno intermitente puede regular el apetito, no volverlo más extremo. En sus días de no ayuno usted podría hartarse de todos los sabores de helado que haya en el congelador (y aún si lo hiciera, todavía obtendría algunos de los beneficios metabólicos del ayuno). Pero usted no lo haría. Lo más probable es que continúe gentil e intuitivamente atento a su ingesta de calorías, casi sin darse cuenta. De igual manera, una vez su paladar se haya modificado por sus ocasionales ayunos, tal vez se sorprenda a sí mismo saboreando naturalmente comidas más saludables. De manera que, sí, coma con toda libertad, no se prohíba nada, pero confíe en su organismo para decirle "cuándo".

¿Es importante el desayuno?

Durante mucho tiempo la tradición de las dietas ha sugerido que el desayuno es la comida más importante del día y que no desayunar es como salir de casa sin zapatos. Pero no necesariamente es así. Investigaciones recientes demuestran que un desayuno grande provoca un almuerzo más grande (y una cena más grande), lo cual significa —y esto no es ninguna sorpresa— en general un mayor número de calorías en el día.[24] Algunas de las personas que practican el ayuno encuentran que necesitan sustento para comenzar el día; otras tal vez prefieran esperar y "des-ayunar" más tarde. Usted decide, y cualquiera que sea el patrón que escoja, posiblemente cambie con el tiempo.

¿Qué puedo beber?

Bastantes bebidas, siempre que su contenido de calorías no sea alto. En la práctica, como la mayoría de las decisiones en la dieta FastDiet, la opción es suya. Beba mucha agua pues no tiene calorías, *realmente* no tiene, llena más de lo que cree, y evitará que usted confunda la sed con el hambre. En verano, agréguele tajaditas de pepino cohombro o unas gotas de limón. Congélela y chupe los cubos. Si quiere algo calientito, la sopa de miso contiene proteínas, se siente como comida, y marca apenas unas 40 calorías por taza. El caldo de vegetales también hace lo mismo. ¿Y qué tal una taza de chocolate instantáneo bajo en calorías y caliente, preparado en agua? Tiene menos de 40 calorías y es reconfortante. Las bebidas sin calorías son todavía mejores. Agua caliente con limón es un recurso favorito de quienes ayunan, pero usted tal vez prefiera agregarle unas hojas de hierbabuena o un puñadito de clavos, una tajada de jengibre o un poco de limoncillo. Si le gustan los tés de hierbas, a lo largo del día ensaye algunos sabores poco familiares (regaliz y canela; limoncillo y jengibre; lavanda; rosas y manzanilla...). El té verde puede tener propiedades antioxidantes (aunque eso todavía está por verse), pero si le gusta, bébalo. Recuerde que té y café deben ser negros y sin azúcar. Los jugos de frutas por lo general tienen un sorprendente contenido de azúcar y menos fibra que la fruta entera, y furtivamente pueden aumentar las calorías que quiere tomar.

UN MES DE MENÚS DE 500 CALORÍAS

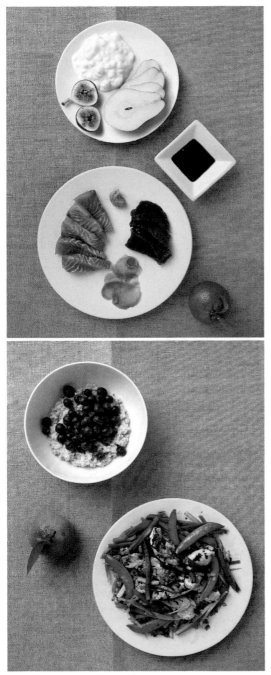

Desayuno: Requesón, una pera en tajadas y un higo fresco.

142 calorías

(Ver página 143.)

Cena: Sashimi de salmón y atún con salsa de soya, wasabi, jengibre encurtido y una mandarina.

352 calorías

(Ver página 143.)

Total de calorías: 494

Desayuno: Avena con arándanos frescos.

190 calorías

(Ver página 143.)

Cena: Pollo salteado y una mandarina.

306 calorías

(Ver página 144.)

Total de calorías: 496

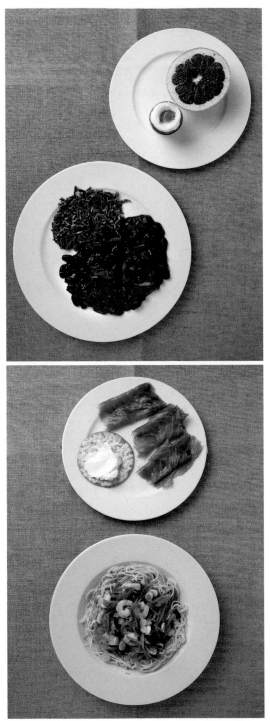

Desayuno: Huevo hervido y media toronja.

125 calorías

(Ver página 144.)

Cena: Chili vegetariano con arroz integral.

371 calorías

(Ver página 144.)

Total de calorías: 496

Desayuno: Salmón ahumado y una galleta salada con queso crema batido bajo en grasa.

178 calorías

(Ver página 145.)

Cena: Ensalada tai.

322 calorías

(Ver página 145.)

Total de calorías: 500

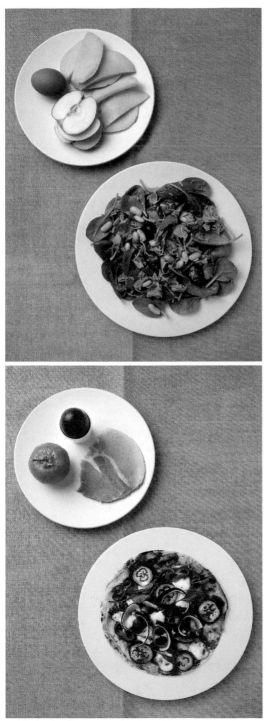

Desayuno: Una manzana en tajadas, un mango y un huevo hervido.

223 calorías

(Ver página 147.)

Cena: Ensalada de atún, frijoles y ajo. Aderezo: ajo, jugo y ralladura de un limón y vinagre de vino blanco.

267 calorías

(Ver página 147.)

Total de calorías: 490

Desayuno: Huevo hervido, tres tajadas de jamón y una mandarina.

140 calorías

(Ver página 148.)

Cena: Pizza de vegetales.

358 calorías

(Ver página 148.)

Total de calorías: 498

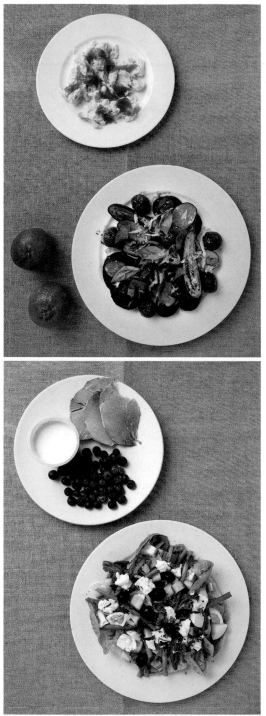

Desayuno: Revuelto de salmón ahumado.

256 calorías

(Ver página 149.)

Cena: Vegetales asados con vinagre balsámico y queso parmesano y dos mandarinas.

244 calorías

(Ver página 149.)

Total de calorías: 500

Desayuno: Yogurt con arándanos frescos y seis tajadas de jamón.

130 calorías

(Ver página 150.)

Cena: Ensalada niçoise con queso feta.

360 calorías

(Ver página 150.)

Total de calorías: 490

UN MES DE MENÚS DE 600 CALORÍAS

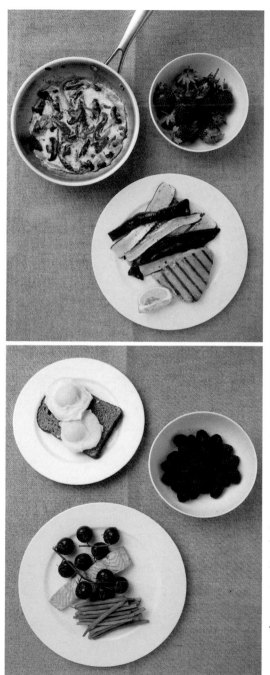

Desayuno: Frittata de champiñones y espinacas y una taza de fresas.

283 calorías

(Ver página 152.)

Cena: Atún sellado con vegetales a la plancha.

312 calorías

(Ver página 152.)

Total de calorías: 595

Desayuno: Dos huevos escalfados sobre una tostada integral y una taza de frambuesas.

288 calorías

(Ver página 153.)

Cena: Salmón asado con tomates y habichuelas.

304 calorías

(Ver página 153.)

Total de calorías: 592

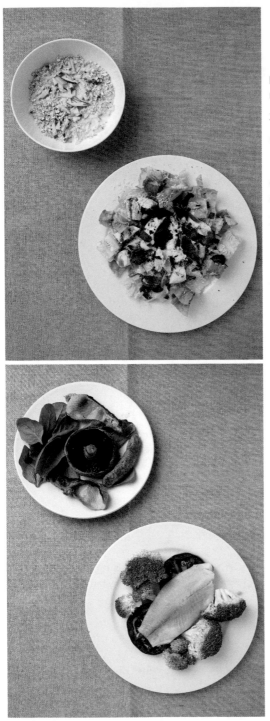

Desayuno: Muesli con manzana rallada.

308 calorías

(Ver página 154.)

Cena: Ensalada César sin carbohidratos.

292 calorías

(Ver página 154.)

Total de calorías: 600

Desayuno: Desayuno inglés modificado.

177 calorías

(Ver página 156.)

Cena: Caballa y tomates en papillote con moñitos de brócoli.

415 calorías

(Ver página 156.)

Total de calorías: 592

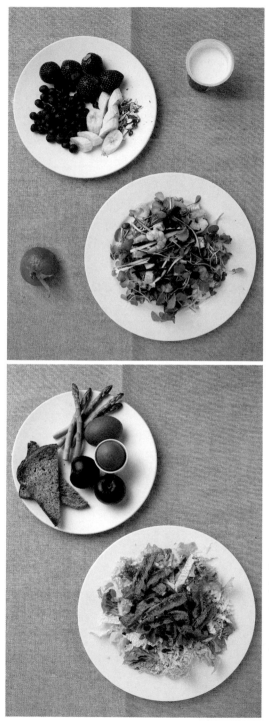

Desayuno: Yogurt, un banano en tajadas, fresas, arándanos y almendras.

279 calorías

(Ver página 157.)

Cena: Ensalada de camarones, berro y aguacate con una mandarina.

320 calorías

(Ver página 157.)

Total de calorías: 599

Desayuno: Huevos hervidos, espárragos, tostada integral y dos ciruelas.

331 calorías

(Ver página 159.)

Cena: Ensalada tai con carne de res.

260 calorías

(Ver página 159.)

Total de calorías: 591

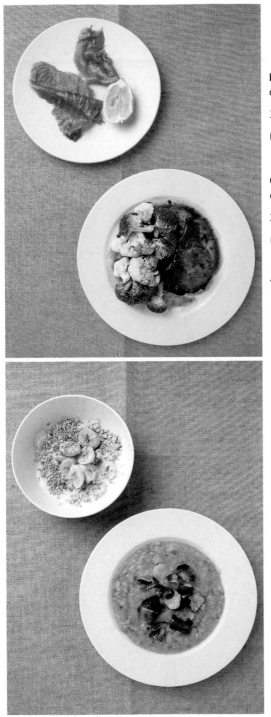

Desayuno: Salmón ahumado con limón.

199 calorías

(Ver página 160.)

Cena: Lomo de cerdo con coliflor y brócoli.

396 calorías

(Ver página 160.)

Total de calorías: 595

Desayuno: Yogurt con banano en tajadas y muesli.

205 calorías

(Ver página 161.)

Cena: Sopa de tocineta y frijoles blancos.

386 calorías

(Ver página 161.)

Total de calorías: 591

Los batidos de fruta o *smoothies* comerciales pueden tener un contenido de azúcar similar al de una Coca-Cola y están cargados de calorías; y como son ácidos, son corrosivos para los dientes. Si necesita sabor, cambie los jugos y smoothies por los *spritzers* (que normalmente son bebidas burbujeantes de vino blanco mezclado con soda) sin contenido alcohólico y muy diluidos, tal vez agua con gas y unas gotas de jugo de arándanos para cóctel y mucho hielo.

¿Y el alcohol qué?

Las bebidas alcohólicas, aunque agradables, sólo proporcionan calorías. Una copa de vino blanco contiene unas 120 calorías, mientras una lata de 12 onzas de cerveza llega a 153. A menos de que usted realmente sea incapaz de decir no, en un día de ayuno absténgase por completo: es la oportunidad dorada de reducir su consumo semanal sin experimentar privación. Corte el alcohol en seco dos días por semana.

¿Y la cafeína?

Hay un creciente acervo de pruebas que sugieren que lejos de ser un placer culpable, tomar café puede ser bueno porque ayuda a prevenir el deterioro mental, mejora la salud cardiovascular y reduce el riesgo de cáncer de hígado y los accidentes cerebrovasculares.[25] De manera que, adelante, tome café si eso es lo que lo mantiene en marcha cada día. Es una útil arma de su arsenal contra el aburrimiento, y una pausa para tomar café es una experiencia agradable en el día. Por supuesto, debe tomarlo negro. Un *caramel macchiato* (café expreso preparado con vainilla, leche evaporada, espumoso y bañado con salsa de caramelo) de 16 onzas, tiene 224 calorías... por si acaso se lo estaba preguntando.

¿Y refrigerios?

La idea general de la dieta FastDiet es darle a su cuerpo una vacación ocasional de la comida. Deje descansar su boca. Dele un respiro a su panza. Si tiene que comer un tentempié en un día de ayuno, hágalo a consciencia y frugalmente, siempre pendiente del IG.

ALIMENTO	IG	CG	TAMAÑO DE LA PORCIÓN (ONZAS)
Nueces	27	3	1¾
Crispetas de maíz	72	8	⅔
Tortitas de arroz	80	19	⅛
Barras de frutas	93	20	1
Barra Mars	65	26	2

Usted sabía que las barras de chocolate difícilmente son un alimento saludable, ¿pero sabía cuánta azúcar pueden tener las barras de frutas e incluso algunas tortitas de arroz? Tenga presente que las comidas procesadas tienden a tener azúcares ocultos y, aunque convenientes, no le proporcionarán nada como la ventaja nutricional de las viejas plantas y proteínas. Trate con palitos de zanahoria o de apio con humus, o un puñado de nueces e inclúyalos siempre en su conteo de calorías (no haga trampas).

No se aconseja tomar habitualmente refrigerios, ni siquiera si se trata de alimentos bajos en calorías y ricos en nutrientes, en parte para que usted pueda restringir su apetito, así que no lo sobreestimule. Si su boca lo desespera, beba algo.

¿Qué implicaciones tiene hacer trampa y comerse unas papas fritas o una galleta?

Seamos claros: este es un libro acerca del ayuno, la abstención voluntaria de consumir alimentos. Las razones por las que ayunar es bueno para usted van más allá del hecho de que simplemente usted esté comiendo menos calorías. Los beneficios provienen del hecho de que nuestro organismo está diseñado para ayunos intermitentes. Como lo ha visto, el término científico es hormesis; lo que no lo mata lo fortalece. Entonces, aunque la inanición es mala, una poca restricción de alimentos en forma breve, aguda y de choque es buena.

Su objetivo es dejarle a su cuerpo un espacio libre de comidas. Bajarse a 510 calorías (o 615 para un hombre) no le hará daño, no borrará el ayuno. De hecho, la idea de recortar calorías a una cuarta parte de las que ingiere a diario, en un día de ayuno, es simplemente algo que ya se ha comprobado que tiene efectos sistémicos sobre su organismo. Aunque no hay ningún tipo de magia en el número de 500 o 600 calorías, trate de atenerse decididamente a esas cantidades; porque usted necesita parámetros claros para que la estrategia le resulte efectiva a mediano plazo.

Comer una galletita adicional en un día de ayuno sería la antítesis de sus metas (por no mencionar el hecho de que probablemente dispare su glicemia y se coma la mayor parte de las calorías asignadas en un sólo bocado con mantequilla). Cuando usted está ayunando, necesita pensar de manera sensata y coherente en sus opciones de comida, y seguir el plan expuesto aquí. Tenga fuerza de voluntad, recuérdese a sí mismo que el día de mañana ya viene en camino.

¿Puedo usar batidos que reemplazan comidas para ayudarme a pasar los primeros días?

Algunas personas que han probado ayunar dicen que ese tipo de batidos comerciales los ayudaron a pasar las primeras, y normalmente más duras, semanas de su ayuno intermitente. Tomarse los batidos es más simple que contar calorías, y en su primer día de ayuno usted simplemente toma un poco cuando las oleadas de hambre lo golpean. No somos grandes fanáticos de ellos, pues pensamos que la comida real es mejor, pero si encuentra que le ayudan, entonces úselos. Pero escoja una marca con bajo contenido de azúcar.

¿Debería tomar suplementos durante cada ayuno?

El método FastDiet es un método intermitente, no un régimen de privaciones, así que su ingesta alimenticia de una gran variedad de fuentes debe permanecer relativamente constante en el tiempo, y proveer todas las vitaminas y minerales que usted requiere. Si, como se le ha recomendado, las comidas de su día de ayuno se centran en proteína y plantas, ellas le darán todo el valor nutritivo que usted necesita, sin recurrir a costosas multivitaminas embotelladas. Sin embargo, escoja cuidadosamente las comidas de sus días de ayuno, asegurándose de que en el curso de una semana usted consuma la cantidad adecuada de vitaminas B, los omega-3, el calcio y el hierro. Sea razonable y coma bien. Aunque no somos fanáticos de las vitaminas y minerales embotellados, si un profesional de la salud calificado le ha sugerido un suplemento en particular, usted debe seguir tomándolo.

¿Debo hacer ejercicio en un día de ayuno?

¿Por qué no? En favor de la flexibilidad y normalidad, no hay razón para cambiar su habitual patrón de actividades mientras esté ayunando. Las investigaciones demuestran que ni siquiera un más extremo ayuno total de tres días tiene efectos negativos sobre la capacidad de realizar sesiones breves de entrenamiento de alta intensidad o ejercicios de moderada intensidad y larga duración. El desempeño de los atletas parece no sufrir durante el ayuno ocasional; un estudio en 2008 con jugadores de fútbol tunecinos durante su ramadán encontró que el ayuno no tuvo efecto sobre su rendimiento. ("Se evaluaron destrezas en cuanto a velocidad, potencia, resistencia, así como pases y regateo, de cada jugador. Ninguna variable resultó afectada negativamente por el ayuno"[26]). De hecho —y esto vale la pena resaltarlo si usted está buscando mantenerse en forma óptima— el entrenamiento mientras se está ayunando puede arrojar como resultado mejores adaptaciones metabólicas[27] (lo que significa un rendimiento mejorado todo el tiempo), una mejoría en la síntesis de la proteína muscular,[28] y una más elevada respuesta anabólica a la alimentación post-ejercicio.[29]

El entrenamiento con el estómago vacío resulta ser beneficioso en múltiples aspectos pues persuade al organismo de quemar un mayor porcentaje de grasa como combustible, en lugar de apoyarse en carbohidratos recién consumidos: porque si usted está quemando grasa, recuérdelo, no la está almacenando. Como hemos visto, un estudio reciente encontró que entrenar antes de desayunar es beneficioso para el desempeño metabólico y la pérdida de peso.[30] Ese mismo estudio, reporta *The New York Times*, indica que el ejercicio antes de desayunar "embota los nocivos efectos de ser demasiado blando", haciendo del ejercicio en ayunas una forma práctica de "afrontar la Navidad".[31] Según los autores del estudio: "Nuestros datos actuales indican que el ejercicio de entrenamiento en estado de ayuno es más efectivo que en estado de ingesta de carbohidratos". Buena materia de reflexión.

¿Hay diferencias de género en la respuesta al ayuno intermitente?

Es claro que hombres y mujeres tienen diferencias metabólicas y hormonales; por razones evolutivas, almacenamos y utilizamos la grasa en formas distintas. Las mujeres tienen más grasa, son mejores para almacenarla y tienden a ser más eficientes para quemarla en respuesta al ejercicio.[32]

Aunque se han realizado pocos estudios, algunas pruebas sugieren que las mujeres que ayunan tienen una mejor respuesta en entrenamiento de resistencia que en entrenamiento de pesas,[33] mientras a los hombres les va mejor con las pesas. En los casos de los que se tiene conocimiento, más que las mujeres, los hombres tienden a considerar que el entrenamiento con el estómago vacío es más fácil.

En términos de salud general son muy claros los beneficios de un ocasional ayuno breve. Aunque se han realizado unos cuantos estudios con hombres voluntarios, algunos se han hecho con un grupo mixto o con mayoría de mujeres voluntarias. Los voluntarios que formaron parte del estudio de la Dra. Michelle Harvie —más de doscientos— eran todos mujeres. Sus resultados son impactantes y positivos, aunque se requieren más estudios para analizar los efectos precisos del ayuno sobre las hormonas, particularmente en mujeres de diferentes edades. Al igual que con todas las recomendaciones de este libro, sea cauteloso y consciente. El ayuno no debe ser una lucha; su propósito es que sea una bien demarcada ruta a la buena salud. Si, por cualquier motivo, los cortos períodos de ayuno interrumpen su ciclo menstrual o su patrón de sueño, modifique su método hasta que encuentre un cómodo equilibrio que le funcione a usted.

¿Puedo ayunar si estoy tratando de quedar embarazada?

No ayune. Punto. La ciencia todavía se está desarrollando y simplemente no tenemos suficientes ensayos clínicos para evaluar los efectos totales del ayuno limitado sobre la fertilidad; siempre, por lo tanto, es preferible pecar de exceso de precaución. No ayune si ya está embarazada. El ayuno también está absolutamente prohibido para los niños; ellos aún están creciendo y no deben ser sometidos a ningún tipo de estrés alimenticio. Igualmente, si usted tiene alguna enfermedad de fondo, visite a su médico de cabecera, como lo haría si fuera a embarcarse en cualquier régimen para perder peso.

¿Quién más no debería ayunar?

Si usted está razonablemente saludable, los ayunos breves (incluso, recuerde, la asignación de 500 o 600 calorías del día de ayuno) estarían bien. Si está medicado en cualquier forma, por favor visite antes a su doctor. Hay ciertos grupos para los que no es aconsejable ayunar. En esa lista están incluidos los diabéticos tipo 1, y también las personas que padezcan cualquier trastorno de la alimentación. Si usted ya es extremadamente delgado, no ayune. Los niños jamás deben ayunar, de modo que este es un plan sólo para mayores de dieciocho.

¿Me dolerá la cabeza?

Si le duele, probablemente sea debido a deshidratación más que por falta de calorías. Es posible que experimente un leve síndrome de abstinencia de azúcar (o cafeína, si la ha dejado), pero por la brevedad de su ayuno no debería ser nada preocupante. Siga tomando agua. Trate el dolor de cabeza igual que cualquier otro; si ayunar hoy lo está haciendo sentir particularmente mal, deténgase. Usted manda.

¿Debo preocuparme por la hipoglicemia?

Si usted está razonablemente saludable su organismo es una máquina muy eficiente y funcional, capaz, diseñada de hecho para la efectiva regulación de la glicemia. Es poco probable que el ayuno de corta duración genere una respuesta hipoglicémica. La recientemente propagada idea de que necesitamos andar picando para evitar una "repentina baja de azúcar" es un mito; si usted sigue las pautas establecidas aquí y come alimentos de bajo IG en un día de ayuno, su glicemia debería permanecer estable. Pero no se sobrepase. Si ayuna por períodos prolongados, más largos que el ayuno dos veces por semana, del programa de alimentación modificado de veinticuatro horas que se recomienda aquí, usted podría experimentar una baja de presión arterial, de sus niveles de glucosa, y sentir mareos. Así que ayune inteligentemente. Si padece diabetes tipo 2, consulte a su médico antes de embarcarse en *cualquier* cambio de régimen alimenticio.

¿Me sentiré cansado?

El ayuno por poco tiempo, deliberado y modificado no lo dejarán sin fuerza (algunos de sus practicantes incluso reportan un aumento de energía el día de ayuno y aún después). Como en la vida normal, sin duda usted tendrá altibajos, días buenos y días malos. De los casos que tenemos conocimiento hemos encontrado que muchos de los que practican el ayuno intermitente reportan un aumento más que una reducción de la energía. Vea cómo le va a usted. Posiblemente encuentre que un día de ayuno se acaba más rápido que la mayoría: acostarse temprano, la ausencia de alcohol y un sueño reparador son una excelente manera de llegar más rápido al desayuno.

¿Pero me iré a la cama con hambre?

Probablemente no, aunque eso depende de su propio metabolismo, y de la forma en que haya programado el consumo de calorías en su día de ayuno. Si siente hambre, piense en otra cosa: un baño de espuma, un buen libro, una estirada, una taza de té de hierbas. Alíese con la psicología: felicítese por haber llegado al final de otro día de ayuno. Sorprendentemente quizás, quienes ayunan reportan que no se levantan con un hambre devoradora ni corren al refrigerador antes de que el despertador deje de sonar. El hambre es una bestia ingeniosa, pero pronto su apetito le descubrirá el ritmo.

> Sorprendentemente quizás, quienes ayunan reportan que no se levantan con un hambre devoradora ni corren al refrigerador antes de que el despertador deje de sonar. El hambre es una bestia ingeniosa, pero pronto su apetito le descubrirá el ritmo.

¿Mi cuerpo entrará en "modo de inanición" y se aferrará a la grasa?

Como usted no está restringiendo calorías todos los días, su organismo no entrará en el legendario "modo de inanición". Su ayuno jamás será intenso. Siempre será conservador y de corta duración, de modo que aunque su cuerpo quemará energía de su grasa almacenada, no consumirá tejido muscular. Investigaciones han demostrado que el ayuno ocasional no suprime el metabolismo.[34] Aún el ayuno extremo —un ayuno absoluto de tres días cosecutivos[35] o de un día sí y otro no durante tres semanas[36]— genera una disminución en la tasa de metabolismo basal. El ayuno intermitente tampoco sube los niveles de grelina, la hormona que estimula el hambre. Investigadores del Pennington Biomedical Research Center en Luisiana encontraron que "tanto en hombres como en mujeres, la grelina no presentó cambios, ni siquiera después de 36 horas de ayuno".[37] Si usted sigue el método moderado y responsable aconsejado aquí, una breve ventana sin comida es un camino científicamente aprobado a la salud y el bienestar.

¿Y si en uno de mis días de ayuno todos a mi alrededor están comiendo?

Participe, pero en forma natural. Aunque el apoyo de la familia y los amigos es valioso, hacer aspavientos por su ayuno sólo hará que usted se sienta cohibido, y convertirá la dieta en una obstrucción, una carga, un obstáculo, más que algo que usted debería insertar tranquila y dulcemente en su vida. Recuerde su baza ganadora: mañana usted comerá normalmente otra vez. Algunos días, por supuesto, son más difíciles que otros. Naturalmente, usted se sentirá más hambriento y menos capaz de ayunar con éxito cuando asista a celebraciones o eventos en los que haya comida. Si sabe que en su agenda hay programado algún evento social, ayune el día anterior o un día después. La flexibilidad del plan significa explícitamente —de hecho lo exige— que usted vaya a esa boda, cumpleaños, bar mitzvah, cita para cenar, restaurante elegante. Haga una pausa en Navidad, Pascua de Resurrección, Acción de Gracias, Diwali. Sí, posiblemente aumente un poquito de peso, pero esto es la vida, no una cadena perpetua. Usted siempre puede desviarse un poco, comer papas fritas y salsas y cosas en palitos, y luego volver a un ayuno más exigente una vez que ha pasado la fiesta.

¿Y si actualmente soy obeso?

Estudios clínicos han concluido que el ayuno intermitente es una forma sostenible —de hecho una de más efectivas— para que las personas obesas pierdan peso y no lo recuperen; lo más probable es que cuanto más gordo esté usted, mayor sea su pérdida de peso inicial. Si usted es obeso es muy probable que, por los motivos que sea, no le hayan servido las tradicionales dietas restrictivas. La dieta FastDiet es diferente por su flexibilidad, su guerra contra la guerra y porque permite "comidas placenteras" en los días de no ayuno. Los estudios realizados por la Dra. Michelle Harvie y el profesor Tony Howell —citados anteriormente— muestran que la mayor parte de las mujeres con sobrepeso logran adaptarse a un esquema de restricción de calorías de dos veces por semana así como también pierden una cantidad importante de grasa. Esto aplica incluso para aquellas que han sufrido por largo tiempo de problemas relacionados con la pérdida de peso. Igual que si usted presenta alguna enfermedad de fondo, le recomendamos que haga su ayuno bajo supervisión.

¿Debería agregar un tercer día si quiero acelerar los resultados?

Tal como Michael señaló anteriormente en este libro, hay evidencia científica relevante derivada de experimentos realizados por la Dra. Krista Varady y su equipo en la Universidad de Illinois en Chicago acerca de los beneficios de un ayuno intermitente más riguroso. Ellos han llevado a cabo diversos estudios controlados cuidadosamente en los que los voluntarios han probado el método de Ayuno en Días Alternos (ADA). Esta forma de ayuno intermitente implica una disminución del consumo de calorías en días no consecutivos (hasta 500 calorías para las mujeres y 600 para los hombres). La mayoría de los voluntarios que participaron en estos estudios perdió peso de manera significativa, principalmente en forma de grasa, y experimentó mejorías en algunos de sus marcadores biológicos, incluyendo el del colesterol.

Ya soy suficientemente delgado, pero me gustaría disfrutar los beneficios del ayuno intermitente. ¿Es eso posible?

Si usted ya está en un peso feliz, razonable, todavía puede ayunar con efectos muy positivos, pero considere adaptar su consumo en los días de no ayuno para que abarque alimentos más densos en calorías. Los principales investigadores de este campo con quienes hemos hablado son esbeltos y aun así, ayunan. Con la práctica, usted descubrirá un amistoso equilibrio entre ayuno y comida que mantiene su peso en el rango prescrito. Una posibilidad es que ayune una vez cada ocho a diez días en lugar de hacerlo dos veces por semana. No ha habido estudios que descubran los efectos de hacer esto, pero aplique su sentido común y vigile la báscula; no abandone. Si el caso es, sin embargo, que usted ya esté demasiado delgado o padezca algún desorden alimenticio, no es aconsejable ningún tipo de ayuno. Si tiene dudas, consúltelo con su médico.

¿Es demasiado tarde para empezar?

Por el contrario, no hay tiempo que perder. Es probable que la dieta FastDiet prolongue su vida. Ayudará a moderar su apetito y le ayudará a perder peso. Sus efectos se sienten rápidamente, a menudo a la semana de haber empezado sus sencillos mini ayunos bisemanales. Todo apunta a una mayor edad más sana, esbelta y prolongada, a menos citas médicas, más energía y mayor resistencia a las enfermedades. ¿Nuestro consejo? Empiece: para ayer es tarde.

Es probable que la dieta FastDiet prolongue su vida. Ayudará a moderar su apetito y le ayudará a perder peso. Sus efectos se sienten rápidamente, a menudo a la semana de haber empezado sus sencillos mini ayunos bisemanales.

¿Por cuánto tiempo debo continuar?

Curiosamente, el esquema de intermitencia de la dieta FastDiet se parece bastante al método de muchas personas naturalmente esbeltas. A la larga, así es que funciona la dieta FastDiet. Cuando usted se acomoda en la rutina, modera naturalmente su ingesta de calorías en los días de ayuno pero también en los días de comer, hasta que ese proceso se vuelve innato. Cuando usted llega a su peso deseado, puede cambiar la frecuencia de su plan. Juegue con él. Pero no se desvíe; manténgase alerta. Su objetivo es un cambio de vida permanente, no pasajero, ni de moda, no una charla de amigos. Este es un camino de larga distancia para perder peso en forma sostenida. Acepte que es algo que usted hará, en la forma que le convenga, indefinidamente. Durante toda su vida.

El futuro del ayuno: ¿y ahora qué sigue?

El ayuno, como lo mencionamos al principio, ha sido practicado por muchos miles de años y sin embargo la ciencia apenas está empezando a actualizarse. La primera prueba de los beneficios a largo plazo de la restricción de calorías se encontró hace poco más de ochenta años, cuando los nutricionistas que trabajaban con ratas en Cornell University descubrieron que si usted restringe radicalmente lo que ellas comen, las ratas viven más tiempo. Mucho más.

Desde entonces, la evidencia ha llegado a mostrar que los animales no sólo viven más tiempo y más saludables si se les restringen las calorías, sino aún más si se les practica el ayuno intermitente. En años recientes la investigación ha avanzado de roedores a seres humanos, y estamos viendo los mismos patrones de mejoramiento.

Así que ¿de aquí a dónde? El Dr. Valter Longo, que ha sido pionero abriendo tantos caminos en el campo del IGF-1, está realizando un número de estudios con seres humanos en conjunto con colegas en la University of Southern California, observando el impacto del ayuno sobre el cáncer. Ellos ya han demostrado que ayunar reduce el riesgo de contraer cáncer; ahora quieren ver si el ayuno también mejora la eficacia de la quimioterapia y la radioterapia.

La Dra. Michelle Harvie y el profesor Tony Howell, quienes trabajan en el Genesis Breast Cancer Prevention Centre en Manchester, han hecho un trabajo monumental y fascinante en el desarrollo y experimentación de distintas formas de restricción energética intermitente de dos días. En este libro hemos citado dos de sus estudios, en los que participaron cientos de voluntarias. Estos estudios han demostrado cómo la gente puede perder peso con la misma eficacia, restringiendo su ingesta de calorías de manera intermitente o consecutiva.

El Dr. Mark Mattson del National Institute on Aging está aumentando todo el tiempo las docenas de monografías que ya ha publicado sobre los efectos del ayuno, y el ayuno intermitente, sobre el cerebro. Nosotros estamos particularmente interesados en ver el resultado de algunos de sus estudios actuales, los cuales incluyen investigar más a fondo lo que ocurre al cerebro de cada uno de los voluntarios humanos cuando se someten a un régimen de ayuno intermitente.

Además, su equipo está estudiando las farmacoterapias o terapias con medicamentos, pues saben que a pesar de los beneficios, puede ser que muchas personas no quieran ayunar. Entonces, por ejemplo, están investigando una droga llamada Byetta, que se usa en el tratamiento de la diabetes, pero que también parece activar la producción de BDNF (factor neurotrófico derivado del cerebro). Este, a su vez, como hemos visto, parece proteger al cerebro de los estragos del envejecimiento. La esperanza es que Byetta o una droga relacionada puedan, si no prevenir la demencia, al menos retardar su progreso significativamente.

El ayuno intermitente ha sido hasta ahora uno de los secretos mejor guardados de la ciencia. Con mucho interés esperamos ver cómo se desenvuelve esta historia particular.

CAPÍTULO TRES

Planes de menús

Consejos prácticos para cocinar el día de ayuno

1. Aumente tranquilamente los vegetales de hoja grande, bajo contenido de calorías y bajo IG, por encima de las cantidades dadas aquí. Es difícil sobrepasarse en ellos, y si usted necesita fibra, ahí es donde debe conseguirla. Los vegetales asados son sabrosos, pero ligeramente al vapor son mejores. Invierta en un vaporizador de bambú y cocine sus proteínas y vegetales en varios niveles eco-amistosos repletos de salud.

2. Algunos vegetales se benefician de ser cocidos; otros es mejor comerlos crudos (vea detalles en la

página 114). Al cocinar algunos vegetales como
zanahorias, espinacas, champiñones, espárragos,
repollo y pimentones, se descompone la estructura
celular sin destruir las vitaminas, permitiendo que
usted absorba más cosas buenas. Para vegetales
crudos, una mandolina es un utensilio de cocina
que facilita y aligera la preparación.

3. Más que eliminar del todo la grasa, los días de
ayuno deben ser bajos en grasa. Se puede usar una
cucharadita de aceite de oliva para cocinar, o salpicar
los vegetales para darles sabor, o usar un atomizador
de aceite de oliva para obtener una película bien
delgada. Y en los planes están incluidas las nueces y
carnes más grasosas, como la de cerdo. Prepare un
aliño ligero para sus ensaladas; así usted tendrá más
probabilidades de absorber sus vitaminas solubles
en grasa.

4. El ácido de los aliños de limón o naranja hará
que usted absorba más hierro de los vegetales de
hoja grande como la espinaca y la col rizada. La
de berro y naranja es una combinación excelente,
quizás salpicada con algunas semillas de ajonjolí y
de girasol o con almendras blanqueadas para tener
un poco de proteína y algo crujiente.

5. Cocine siempre en una sartén antiadherente para
reducir las grasas densas en calorías. Si la comida

se pega al sartén, agréguele un poco de agua en lugar de más aceite.

6. Pese su comida *antes* de prepararla (recortarla, tajarla, picarla y demás) para que el conteo de calorías sea correcto. Tendrá que comprar una balanza de cocina.

7. Los lácteos también están incluidos aquí: escoja quesos con bajo contenido de grasa y leche con el 1 y 2%; evite el yogurt de leche entera y use el bajo en grasa. En un día de ayuno olvídese de los *lattes* y elimine la mantequilla: son trampas repletas de calorías.

8. Evite también los carbohidratos blancos que contienen almidón (pan, papas, pasta) y opte en cambio por carbohidratos de bajo IG como los vegetales, frijoles y lentejas, y los cereales integrales, que se queman lentamente. Elija arroz integral y quinua. La avena en el desayuno lo mantendrá lleno más tiempo que un cereal frío.

9. Asegúrese de que en su dieta haya fibra: cómase la piel de manzanas y peras, tome avena al desayuno, siga consumiendo esos vegetales de hoja grande.

10. Agregue sabor donde pueda: las hojuelas de ají picante le darán encanto a cualquier plato. Los

vinagres, incluido el balsámico, aportarán acidez. Añada hierbas frescas también (prácticamente no tienen calorías y le dan personalidad a un plato).

11. Comer proteína lo ayudará a mantenerse lleno más tiempo. Aténgase a las proteínas con bajo contenido de grasa, incluidas nueces y frijoles. Retire la piel y la grasa de las carnes antes de cocinarlas.

> Comer proteína le ayudará a mantenerse lleno más tiempo.

12. La sopa puede salvarlo en un día de ayuno, particularmente si usted escoge un caldo liviano repleto de vegetales de hoja grande (la sopa de miso sería ideal). La sopa es llenadora y una buena manera de aprovechar ingredientes que estén languideciendo en el refrigerador.

13. Use agave como edulcorante si se requiere; es de bajo IG.

Menús de 500 calorías por día

Día 1

Desayuno (142 calorías)
½ taza rasa de requesón bajo en grasa (78 calorías)
1 pera en tajadas (40 calorías)
1 higo fresco (24 calorías)

Cena (352 calorías)
SASHIMI (327 calorías)
3 a 5 pedazos de sashimi de salmón (3.5 onzas/180 calorías) y atún (3.5 onzas/136 calorías)
2 cucharaditas de salsa de soya (2 calorías)
Wasabi
Jengibre encurtido (9 calorías)

1 mandarina (25 calorías)

Total diario: 494 calorías

Día 2

Desayuno (190 calorías)
Avena preparada con 1.4 onzas de avena cortada, también conocida como avena escoccsa o irlandesa (160 calorías) y agua
½ taza rasa de arándanos frescos (30 calorías)

Cena (306 calorías)

POLLO SALTEADO (281 calorías)

Corte en tiras un filete de pechuga de 5 onzas (148 calorías). Saltee en una sartén antiadherente, en 1 cucharadita de aceite de oliva (27 calorías), 1 cucharadita de jengibre finamente picado (2 calorías), 1 cucharada de cilantro picado (3 calorías), 1 diente de ajo, machacado (3 calorías), 2 cucharadas de salsa de soya (3 calorías) y el jugo de ½ limón (1 caloría) hasta que el pollo se haya dorado ligeramente. Si se pega, añada agua.

Agregue ½ taza de arvejas chinas limpias (12 calorías), 1½ tazas de repollo cortado en juliana (26 calorías) y 2 zanahorias grandes peladas y cortadas en tiras delgadas (56 calorías). Saltee de 5 a 10 minutos más, hasta que el pollo esté bien cocido. Agregue agua si es necesario.

1 mandarina (25 calorías)

Total diario: 496 calorías

Día 3

Desayuno (125 calorías)

1 huevo pequeño hervido (90 calorías)

½ toronja (35 calorías)

Cena (371 calorías)

CHILI VEGETARIANO (258 calorías)

En una sartén antiadherente fría 1 diente de ajo (3 calorías) y ½ pimentón rojo grande, sin semillas y finamente picado (3 calorías), en 1 cucharadita de aceite de oliva (27 calorías). Agregue una pizca de comino molido y 2 champiñones blancos pequeños o 1 champiñón blanco grande, picado (3 calorías). Cocine durante 5 minutos, agregando agua si se pega.

Revuélvale la mitad de una lata de 14 onzas de tomates picados con su jugo (32 calorías) y ½ taza rasa de 1 lata de 14 onzas de frijoles, escurridos y secados (190 calorías). Hierva a fuego lento durante 10 minutos.

Sirva con ½ taza de arroz integral cocido (113 calorías).

Total diario: 496 calorías

Día 4

Desayuno (178 calorías)

4 onzas de salmón ahumado (132 calorías)

1 galleta salada Ryvita (35 calorías)

1½ cucharaditas de queso crema batido bajo en grasa (11 calorías)

Cena (322 calorías)

ENSALADA TAI (322 calorías)

Empape en agua 1.8 onzas de fideos vermicelli de arroz (194 calorías) según las instrucciones del empaque. En un tazón combine 2 cucharadas de salsa de pescado tai (20 calorías), el jugo de 1 limón (1 caloría), 1 cucharadita de azúcar (16 calorías), 2 tallos de cebolla junca (la parte blanca y la verde) limpios y en tajadas delgadas (5 calorías) y 1 ají picante rojo muy pequeño, finamente picado (1 caloría). Mezcle bien. Agregue 10 camarones muy pequeños, pelados (30 calorías), y 2 zanahorias grandes, peladas y ralladas (55 calorías). Escurra los fideos y agréguelos. Revuelva bien.

Total diario: 500 calorías

Día 5

Desayuno (171 calorías)

SMOOTHIE DE FRESAS (171 calorías)

Mezcle un banano pequeño (95 calorías), ½ taza generosa de yogurt natural descremado (62 calorías), 7 fresas (1 pulgada de diámetro), limpias y sin el cabito (14 calorías), un poco de agua y hielo triturado, hasta que esté espeso y cremoso. Sirva inmediatamente.

Cena (325 calorías)

TILAPIA AL HORNO (202 calorías)

Precaliente el horno o un horno tostador, a 400°F. Esparza una capa muy delgada de aerosol para cocinar en la superficie de una pequeña fuente para hornear. Ponga en la fuente un filete de tilapia de 7 a 8 onzas (202 calorías) y salpíquelo con sus hierbas secas o especias molidas favoritas. Hornee de 15 a 20 minutos, hasta que esté bien cocido.

Sirva con un huevo pequeño escalfado (90 calorías) y ⅔ de taza de pequeños moñitos de brócoli o brócoli rabé picado (33 calorías), al vapor.

Total diario: 496 calorías

Día 6

Desayuno (223 calorías)

1 manzana pequeña cortada en tajadas (47 calorías)
1 mango pequeño, sin piel ni semilla (86 calorías)
1 huevo pequeño hervido (90 calorías)

Cena (267 calorías)

ENSALADA DE ATÚN, FRIJOLES Y AJO (267 calorías)

En un tazón de ensalada, combine 1½ tazas de frijoles cannellini enlatados, escurridos y enjuagados (108 calorías), una lata de 5 onzas de atún blanco sólido en agua, escurrido (119 calorías), 2 onzas de tomates uva (16 calorías) y 1 taza de espinacas *baby* (8 calorías).

En un tazón pequeño, combine 1 diente de ajo (3 calorías), el jugo y la ralladura de un limón (1 caloría), ½ cucharadita de aceite de oliva (12 calorías) y un poco de vinagre blanco. Rocíelo sobre la ensalada y revuelva para mezclar todo bien.

Total diario: 490 calorías

Día 7

Desayuno (140 calorías)

1 huevo pequeño hervido (90 calorías)

3 tajadas ultradelgadas de jamón 97% libre de grasa (25 calorías)

1 mandarina (25 calorías)

Cena (358 calorías)

PIZZA DE VEGETALES (358 calorías)

Precaliente el horno o un horno tostador a 400°F. Cubra una tortilla de trigo integral de 8 pulgadas (144 calorías) con 1 cucharada de puré de tomate (5 calorías) y 2 onzas de queso mozzarella fresco, cortado en cubitos (159 calorías). Salpique con unas 6 onzas de vegetales ligeramente al vapor, picados, (50 calorías); champiñones, pimentón rojo, zucchini, cebolla roja, berenjena y espinaca le sirven. Salpique con hierbas de la mezcla de sazón italiana.

Hornee de 5 a 10 minutos, hasta que el queso se haya derretido.

Total diario: 498 calorías

Día 8

Desayuno (256 calorías)

REVUELTO DE SALMÓN AHUMADO (256 calorías)

Bata juntos 2 huevos pequeños (180 calorías) y 1 cucharada de leche descremada (5 calorías). Revuélvalos en una sartén antiadherente seca hasta que estén cocidos pero no completamente secos. Retírelos del calor y revuélvale 1.8 onzas de salmón ahumado cortado en tajadas finas (71 calorías).

Cena (244 calorías)

VEGETALES ASADOS CON VINAGRE BALSÁMICO
Y QUESO PARMESANO (194 calorías)

Precaliente el horno o un horno tostador a 400°F. Cubra con una capa muy leve de aerosol para cocinar un plato para hornear. Combine en el plato 10 tomates cherry (27 calorías), ½ zucchini pequeño, pelado y cortado en tajadas (9 calorías), ½ taza de berenjena cortada en cubitos (11 calorías) y 1 taza rasa de pimentón rojo tajado (50 calorías). Salpíquelo con hojas de albahaca frescas (1 caloría) y rocíe con ½ cucharadita de vinagre balsámico (6 calorías). Hornee de 20 a 25 minutos, revolviendo ocasionalmente, hasta que los vegetales se hayan suavizado y dorado ligeramente. Salpique con ¼ de taza de queso parmesano rallado (90 calorías) antes de servir.

2 mandarinas (50 calorías)

Total diario: 500 calorías

Día 9

Desayuno (130 calorías)
   ½ taza generosa de yogurt natural, sin grasa (62 calorías)
   ¼ de taza de arándanos azules (18 calorías)
   6 tajadas ultradelgadas de jamón 97% sin grasa (50 calorías)

Cena (360 calorías)
ENSALADA NIÇOISE CON QUESO FETA (360 calorías)
Cocine 1 huevo hasta que quede duro, deje enfriar, pélelo y píquelo (90 calorías). En un tazón de ensalada, combine el huevo con 1 media hoja de lechuga romana, picada (3 calorías), ¼ de taza de habichuelas al vapor picadas (12 calorías) y 1 taza rasa de pepino sin pelar picado (10 calorías). Revuelva para combinar.

   Esparza por encima ⅔ de taza de queso feta desmoronado (225 calorías), 1½ tazas de aceitunas negras súper colosales sin semilla y tajadas (19 calorías) y 1 cucharada de perejil picado (1 caloría). Rocíe con vinagre de vino blanco y sirva.

Total diario: 490 calorías

Día 10

Desayuno (290 calorías)
OMELETTE DE QUESO Y TOMATE (290 calorías)
Bata juntos 2 huevos pequeños (180 calorías) y 1 cucharada de leche descremada (5 calorías). Cocínelos sin tocarlos en una sartén no adherente seca hasta que estén firmes pero húmedos por encima. Coloque encima 2 tajadas muy delgadas de tomate fresco (5 calorías) y 1 tajada de queso americano (100 calorías). Retire del fogón, tape y déjelos reposar hasta que el queso se haya derretido.

Cena (209 calorías)
ENSALADA CAPRESE PARA DÍA DE AYUNO (191 calorías)
Taje 2 onzas de queso mozzarella fresco (159 calorías). Taje 1 tomate mediano como para bistec (26 calorías). Alterne las tajadas en un plato. Esparza por encima hojas de albahaca frescas y rocíe con ½ cucharadita de vinagre balsámico (6 calorías).

½ taza rasa de fresas cortadas y sin el cabito (18 calorías)

Total diario: 499 calorías

Menús de 600 calorías por día

Día 1

Desayuno (283 calorías)

FRITTATA DE CHAMPIÑONES Y ESPINACAS (245 calorías)

En una sartén antiadherente fría ½ cebolla mediana en tajadas hasta que se vuelva traslúcida (27 calorías), en 1 cucharadita de aceite de oliva (27 calorías). Agregue 2 champiñones blancos pequeños o 1 grande, picado (3 calorías), y cocínelos hasta que estén apenas tiernos. Agregue 1 taza de espinacas *baby*, sin apretujarlas (8 calorías) y cocine durante 2 minutos más. Añada 2 huevos pequeños batidos (180 calorías). Cocine 5 minutos, sin tocar, y acabe bajo una parrilla (*broiler*) caliente hasta que los huevos se cuajen.

1 taza rasa de fresas enteras (38 calorías)

Cena (312 calorías)

ATÚN SELLADO CON VEGETALES A
LA PLANCHA (312 calorías)

Corte 1 pimentón rojo pequeño, quítele el cabito y las semillas (38 calorías), y 1 zucchini pequeño (18 calorías) en tajadas de ¼ de pulgada de ancho. Revuélvalos en un tazón con 1 cucharadita de aceite de oliva (27 calorías). Sazone ligeramente. Caliente una bandeja de parrilla a fuego lento y ase los vegetales, 5 minutos por cada lado, y voltee las tajadas una vez. Sirva en un plato y aderécelo con un chorro de limón.

En la misma bandeja, ase a la parrilla un filete de atún de 7 onzas (229 calorías), voltéelo una vez, hasta que quede a su gusto. Sírvalo con los vegetales, con otro chorro de limón.

Total diario: 595 calorías

Día 2

Desayuno (288 calorías)
2 huevos pequeños escalfados (180 calorías)
1 tostada de pan integral (78 calorías)
30 frambuesas frescas (30 calorías)

Cena (304 calorías)
SALMÓN ASADO CON TOMATES (304 calorías)
Precaliente el horno o un horno tostador a 400°F. Cubra con una capa muy delgada de aerosol para cocinar, un molde refractario pequeño. Coloque un filete de salmón, sin piel, de 5 onzas (252 calorías) con 10 tomates cherry (27 calorías). Hornée de 15 a 20 minutos o hasta que el pescado se haya cocido.

Sirva con ½ taza de habichuelas picadas, preparadas al vapor (25 calorías).

Total diario: 592 calorías

Día 3

Desayuno (308 calorías)

MUESLI (308 calorías)

Mezcle ⅔ de taza de avena en hojuelas, sin procesar (201 calorías), con 1 manzana pequeña, rallada, incluida la cáscara (47 calorías). Vierta ⅔ de taza de leche descremada (60 calorías). Déjelo que se empape y suavice.

Cena (292 calorías)

ENSALADA CÉSAR SIN CARBOHIDRATOS (292 calorías)

Caliente una bandeja de grill a fuego medio-alto. Ase a la plancha 2 tajadas de tocino canadiense [tocino bajo en grasa, de la espalda del animal] (86 calorías) de 4 a 5 minutos, y voltéelo una vez. Déjelo a un lado para que se enfríe, y luego córtelo en trozos grandes.

Abra por la mitad un filete de pechuga de pollo de 5 onzas (148 calorías) para sacar dos filetes más delgados. Áselos a la plancha de 3 a 4 minutos por cada lado, hasta que se hayan cocido completamente. Córtelo en cubos. Coloque el pollo sobre una cama hecha de 2 tazas de lechuga romana picada (16 calorías). Salpique con 1 cucharada de queso parmesano rallado (22 calorías) y rocíe con 1 cucharada de aderezo para ensalada César sin grasa (20 calorías). Salpique la tocineta por encima.

Total diario: 600 calorías

Día 4

Desayuno (340 calorías)

OMELETTE DE QUESO Y TOMATE (290 calorías)

Bata juntos 2 huevos pequeños (180 calorías) y 1 cucharada de leche descremada (5 calorías). Cocínelos sin tocarlos en una sartén no adherente seca hasta que estén firmes pero húmedos por encima. Coloque encima 2 tajadas muy delgadas de tomate fresco (5 calorías) y 1 tajada de queso americano (100 calorías). Retire del fogón, tape y deje reposar hasta que el queso se haya derretido.

2 mandarinas (50 calorías)

Cena (260 calorías)

STEAK MARINADO Y ENSALADA ORIENTAL

DE REPOLLO (260 calorías)

Marine un bistec de solomillo [*sirloin steak*] (120 calorías) en una mezcla de 1 cucharadita de salsa de soya (1 caloría), el jugo de 1 limón (2 calorías) y 1 diente de ajo, machacado (3 calorías), por 100 minutos. Caliente una bandeja de grill a fuego medio-alto. Retire el bistec de la marinada y áselo a la plancha hasta que quede a su gusto, volteándolo una sola vez. Deje a un lado para enfriar.

Para la ensalada oriental de repollo: en un tazón combine 1 zanahoria pequeña, pelada y rallada (18 calorías), 1½ tazas de repollo [col de Milán] picado (24 calorías), y un puñado de ramitos de cilantro, picados (1 caloría). En otro tazón, combine 1 cucharadita de azúcar (16 calorías) con 1 cucharada de salsa de pescado tai (10 calorías), el jugo de 1 limón (2 calorías) y 1 diente de ajo, machacado (3 calorías). Vierta sobre la ensalada y revuelva para combinar. Arréglelo en un plato. Corte el bistec en tajadas y ponga sobre la ensalada. Remate con 1 cucharada de maní [cacahuates] tostado sin sal (60 calorías).

Total diario: 600 calorías

Día 5

Desayuno (177 calorías)

DESAYUNO INGLÉS MODIFICADO (177 calorías)

Cocine 1½ tiras de tocineta cortada gruesa (107 calorías) hasta que quede crujiente. Caliente 1 pequeña salchicha de las de dorar y servir (59 calorías). Ase a la plancha 1 tapa de champiñón portobello pequeña (3 calorías). Arregle sobre una cama de 1 taza de espinacas *baby* sin apretujarlas (8 calorías).

Cena (415 calorías)

CABALLA Y TOMATES EN PAPILLOTE (381 calorías)

Precaliente el horno o un horno tostador a 400°F. Extienda un cuadrado de papel de aluminio y cúbralo con una capa muy ligera de aerosol de aceite de cocina. Arregle sobre el papel de aluminio 2 tomates medianos-grandes, en tajadas (30 calorías), y coloque encima un filete de caballa de 6 onzas (351 calorías). Una dos esquinas opuestas del papel de aluminio y dóblelas apretadamente. Repítalo con las otras dos esquinas para hacer un paquete bien apretado. Áselo de 10 a 15 minutos o hasta que el pescado esté bien cocido. Coloque el paquete sobre un plato y ábralo con cuidado.

Sirva con ⅔ de taza de moñitos de brócoli preparados o con brócoli rabé picado (33 calorías) ligeramente al vapor, aderezado con el jugo de ½ limón (1 caloría) y una pizca de sal.

Total diario: 592 calorías

Día 6

Desayuno (279 calorías)
½ taza generosa de yogurt natural sin grasa (62 calorías)
1 banano pequeño, en tajadas (80 calorías)
5 fresas grandes (20 calorías)
⅓ de taza de arándanos azules [*blueberries*] (25 calorías)
6 almendras picadas (92 calorías)

Cena (320 calorías)
ENSALADA DE CAMARONES, BERRO Y AGUACATE (295 calorías)
En un tazón de ensalada, combine 1½ tazas de berro picado (6 calorías) con 5 onzas de camarones cocidos y

pelados (139 calorías), ½ aguacate sin semilla, pelado y cortado en cubos (137 calorías), 3 cucharadas de cebolla roja finamente picada (11 calorías) y 1 cucharada de alcaparras, escurridas y enjuagadas (2 calorías). Salpique con vinagre de vino blanco y revuelva.

1 mandarina (25 calorías)

Total diario: 599 calorías

Día 7

Desayuno (261 calorías)
DESAYUNO DE HUEVOS Y JAMÓN (261 calorías)
Bata juntos 2 huevos pequeños (180 calorías) y 1 cucharada de leche descremada (5 calorías). Revuelva en una sartén antiadherente seca hasta que estén cocidos a su gusto. Sirva con 2.2 onzas de jamón tajado 97% sin grasa (76 calorías).

Cena (333 calorías)
DAL PICANTE (213 calorías)
En una sartén pequeña fría 1 cebolla pequeña, cortada en tajadas muy delgadas (22 calorías) por 5 minutos, hasta que la cebolla se vuelva traslúcida, con 1 diente de ajo, machacado (3 calorías), y 1 cucharadita de jengibre finamente picado (2 calorías), en 1 cucharadita de aceite de oliva (27 calorías). Agregue 1 taza de agua, ¼ de taza de

lentejas rojas, lavadas y bien espulgadas (159 calorías), y una pizca de cada uno: comino, cilantro y cúrcuma en polvo, pimienta roja o de Cayena, sal, y pimienta negra. Hágalo hervir, reduzca el fuego a medio-bajo, y hierva a fuego lento 20 minutos, o hasta que las lentejas estén blandas.

Decore con ⅓ de taza de yogurt natural y sin grasa (40 calorías) y sirva con 1 pappadum (galleta de lentejas, de la India, que se encuentra en el corredor de comidas internacionales) (80 calorías).

Total diario: 594 calorías

Día 8

Desayuno (331 calorías)

2 huevos pequeños tibios (180 calorías)

5 tallos de espárragos pasados ligeramente al vapor (33 calorías)

1 tostada integral (78 calorías)

2 ciruelas pequeñas (40 calorías)

Cena (260 calorías)

ENSALADA TAI CON CARNE DE RES (260 calorías)

Ase a la plancha un bistec de solomillo [*sirloin steak*] de 5 onzas (188 calorías) hasta que quede a su gusto. Déjelo enfriar a la temperatura ambiente. Córtelo al través, en tiras muy delgadas.

En un tazón, combine 2 tazas de lechuga romana picada (16 calorías) y una taza de repollo [col de Milán] picado (24 calorías). En otro tazón aparte, mezcle el jugo de 1 limón (2 calorías), 1 cucharadita de azúcar (16 calorías), 1 diente de ajo, machacado (3 calorías), y ají picante rojo muy pequeño, sin semillas y finamente picado (1 caloría), y 1 cucharada de salsa de pescado tai (10 calorías). Vierta sobre la ensalada y revuelva para mezclar. Sirva la ensalada en un plato y arregle encima las tiras de carne.

Total diario: 591 calorías

Día 9

Desayuno (199 calorías)
6 onzas de salmón ahumado (198 calorías)
½ limón, cortado en cuñas (1 caloría)

Cena (396 calorías)
4.5 onzas de lomo de cerdo magro tajado (302 calorías)
1 cucharada de jugos del sartén desgrasados (60 calorías)
½ taza generosa de moños de coliflor cocidos al vapor (17 calorías)
⅓ taza de moños de brócoli picados y cocidos al vapor (17 calorías)

Total diario: 595 calorías

Día 10

Desayuno (205 calorías)

½ taza generosa de yogurt natural y sin grasa (62 calorías)

1 banano pequeño, en tajadas (95 calorías)

2 cucharadas de muesli natural sin azúcar, *no* granola (48 calorías)

Cena (386 calorías)

SOPA DE TOCINETA Y FRIJOLES BLANCOS (386 calorías)

Fría 2 tiras de tocineta, picadas (116 calorías), en 1 cucharadita de aceite de oliva (27 calorías) en una olla durante 2 minutos, hasta que la grasa empiece a salir. Agregue ½ cebolla pequeña finamente picada (11 calorías), 3 cucharadas de puerro picado (11 calorías), ½ zanahoria, pelada y cortada en tajadas muy finas (14 calorías), y un tallo de apio, picado (1 caloría). Agregue ½ lata de 14 onzas de frijoles blancos, escurridos y enjuagados (206 calorías) y 1 taza de agua. Cocínela hasta que hierva, luego déjela a fuego lento durante 20 minutos, hasta que los frijoles estén muy suaves. Sazone al gusto.

Pase la mezcla a una licuadora y vuélvala puré hasta la consistencia deseada, o si prefiere una textura más gruesa, májela con un triturador de patatas.

Total diario: 591 calorías

Casos de la vida real

Apreciado Dr. Mosley:

Mi esposo y yo llegamos a la conclusión de que esto tiene mucho sentido y hemos estado siguiendo su régimen 5:2 desde que el programa salió al aire a principios de mes. Hasta ahora hemos perdido tres libras de peso cada uno, aunque antes no teníamos sobrepeso, e incluso hemos podido disfrutar de unas cuantas porciones de curry y torta en los días de no ayuno.

Por ser asmática y mayor de 40 años, me interesan mucho los posibles efectos sobre la inflamación, así como todo lo referente al antienvejecimiento... También tengo un dolor crónico en una pierna, producto de una lesión por correr y estaré atenta para ver si en los próximos meses ese músculo mejora y el nervio se repara. Básicamente espero que mi cuerpo intervenga y contribuya a su propia curación.

Gracias nuevamente por su excelente programa científico.

Alison Rae

Hola:

En las últimas 14 semanas he estado practicando el AI. He perdido [casi] 9½ libras y 9½ pulgadas. Con otras dietas jamás había logrado bajar de 140 libras.

Peso inicial 145.6 libras
Peso actual 136.4 libras
Estatura 5'6"
Pulgadas perdidas:
  Busto 1¼"
  Diafragma ½"
  Cintura 1¾"
  Abdomen 2½"
  Caderas 2½"
  Muslos ½" cada pierna
El colesterol no ha cambiado desde el último examen, hace más de 1 año; está en 4.9. Y la glicemia tampoco ha cambiado, sigue en 4.7.
Mejorías adicionales a la pérdida de peso:
  Mis ojos lucen más claros y brillantes
  Más energía
  Duermo mejor
  Cabeza más clara y mayor claridad mental (aunque no he realizado pruebas siento que recuerdo las cosas más fácilmente)
  Me siento saludable

Espero que mi retroalimentación les haya servido.
Cordial saludo,

Sarah Humphries

Hola, Dr. Mosley:

OK, el ayuno dos de la semana 13 se cumplió ayer y, como prometí, aquí va una actualización de esas 13 semanas: 3 meses. Todo un trimestre de ayuno intermitente.

El programa implica comer sólo 600 calorías en dos días específicos, no consecutivos, de la semana. Aparte de dos días por semana, no es más. El resto del tiempo, como y bebo lo que quiero. No tengo que hacer ejercicio ni contar calorías todos los días, no me siento hambriento las 24 horas de los 7 días y, lo mejor, no me mata la inanición. Esta noche es de comida de la India, mañana es noche de bistec y el domingo probablemente sea de comida italiana. Cada noche es noche de empinar el codo. Eso no me suena tan mal. Debo decir que mi consumo general de calorías en la semana (días de ayuno aparte) se ha reducido, no porque esté evitando la comida en los días de comer, sino simple y llanamente porque no siento tanta hambre.

En las últimas 13 semanas he venido adaptando el régimen a mi propia conveniencia y ya tengo bastante establecida una rutina de lunes y jueves. No consumo nada durante el día fuera de 3 o 4 tés y cafés (con un chorrito de leche) y de 1 a 1.5 litros de agua del grifo. Llego a casa y hago 10 millas en la bicicleta elíptica. Anoche las hice en 30 minutos y 25 segundos. A efectos prácticos, un promedio de 20 mph en 30 minutos. He ajustado la máquina asesorado por participantes muy serios del foro de ciclismo Fool's. La idea es tratar de conseguir que se "sienta" lo más parecido posible a una bicicleta de carretera. Bajo ese supuesto, con mis 10 millas quemo unas 550 calorías. Si en un día de ayuno las hago antes de comer, la teoría (me imagino) es que estoy obligando a mi organismo a quemar grasa corporal, en lugar de quemar los carbohidratos a los cuales normalmente recurriría para una breve descarga de energía.

En lo que respecta al hambre, pues todo bien. El día anterior a un día de ayuno ceno tarde y eso definitivamente ayuda. Encuentro que un desayuno, hasta uno pequeño, realmente dispara el hambre por el resto del día, así que evito todo hasta que sea más tarde, cuando consumo unas 450 calorías: 240 calorías en arroz condimentado y el resto en vegetales. Es sencillo manejarlo: realmente no siento más hambre a lo largo del día y es fácil sacárselo de la cabeza si uno se dedica a hacer algo. Pero HAY que abordar un día de ayuno con la mentalidad correcta. Si no lo abordo en esas condiciones, la experiencia es de mil demonios. Hágalo bien y realmente será facilísimo.

Cuando empecé con el régimen, a mediados de agosto, estaba a unas onzas de pesar 196 libras y en el primer agujero de mi cinturón (sé que no es muy científico y ahora me gustaría haberme tomado otras medidas cuando empecé, pero... ni modo).

Esta mañana, pesé 177 libras y el 4° agujero del cinturón está de lo más cómodo (en el tercero me lo siento un poquitico flojo). 1 agujero = más o menos una fracción por encima de 1 pulgada. La meta sin ejercicio sería una libra por semana (dado que una restricción de 4.000 calorías por semana = más o menos 1 libra de grasa corporal). Con esa

1 hora de ejercicio a la semana, la aceleré casi un 50 por ciento a 19 libras en el mismo período.

Voy a seguir haciéndolo hasta Navidad, cuando espero pasarme a 5:1+1 (el+1 será un día de 800 o 900 calorías). Si eso funciona, me quedaré así el resto del tiempo.

El domingo pasado me fui en bicicleta después de un desayuno completo y fue increíblemente fácil. Grandes velocidades, las colinas en realidad fueron un paseo y, aparte del frío, fue extremadamente placentero. Todo gracias a estar en mejor forma y tener un cuerpo bien provisto de combustible, creo yo. MUCHA energía.

Otros beneficios: he sufrido de asma desde niño y ya de adulto ni parecido a lo terrible que fue en mi niñez, pero ahora prácticamente ha desaparecido. Mi "flujo máximo" ha aumentado en un 30 por ciento en las 13 semanas, tal vez como resultado de que la pérdida de peso me ha permitido hacer un ejercicio más duro.

He sufrido de asma desde niño y ya de adulto ni parecido a lo terrible que fue en mi niñez, pero ahora prácticamente ha desaparecido.

Un poco del lado femenino esto, pero les digo que mi piel ha mejorado radicalmente. Nada de granos ni puntos negros (hasta la resequedad de la piel en los codos desapareció).

Con mis mejores deseos,

David Norvell

Hola, Michael:

Mi esposo y yo vimos su programa y nos pareció muy interesante, de manera que decidimos comenzar el ayuno 5:2 el lunes siguiente. (¡Siempre he creído que es bueno empezar las cosas nuevas los lunes!). Tiempo atrás, yo ayunaba con líquidos, durante semanas, y realmente me gustaba. Pero encontré que volvía a recuperar el peso. Esto parece funcionar mejor...

Estatura: 5'4"
Peso: 183 libras

No soy tan GORDA que digamos, pero sí necesito perder peso, especialmente de panza y cintura, el sitio preciso donde no es bueno estar gorda... ¡lo sé! Me propongo llegar a pesar de 143 a 154 libras. Pero a mi edad, no es tan fácil perder peso como solía serlo en mi juventud (según mi médico de cabecera).

Agosto 6: 183 libras (empezó el ayuno)
Agosto 8: 180½ libras
Agosto 9: 178¼ libras
Agosto 14: 178¼ libras
Agosto 18: 176 libras
Agosto 23: 176 libras
Agosto 27: 175 libras
Septiembre 6: 175 libras
Septiembre 13: 172¾ libras
Septiembre 21: 173¾ libras

A ambos nos encanta el ayuno intermitente. Como puede ver, he perdido algún peso y la única razón por la que esa pérdida no ha sido más rápida es que he dejado de hacer tanto ejercicio como acostumbraba originalmente. Pero es un hecho que ambos continuaremos y yo seguiré pesándome para verificar el progreso.

Además encuentro que también nos hace querer comer menos los días adyacentes a los de ayuno. Nuestros dos días de ayuno son martes y miércoles. En las mañanas de jueves me siento tan "liviana" y llena de energía, que no quiero "echarlo a perder" comiendo demasiado aunque sea mi día de comer...

Tomamos nuestra principal comida "de ayuno" en la noche, porque a esa hora nos vemos en casa después del trabajo y nos instalamos cómodamente a charlar mientras cenamos. Tal vez no sea lo ideal para quemar calorías, pero para nosotros resulta más práctico y nos viene mejor.

Comida principal típica en un día de ayuno:

Mazorca como entrada
Filete de salmón con ajo, limón, hierbas, sal y
    pimienta y una mínima cantidad de aceite de
    oliva. U omelette de dos huevos con cebolla, ajo,
    perejil y champiñones tajados
Ensalada: distintas hojas verdes, tomate, cebolla roja,
    hierbas, a veces remolacha
Bebida: agua

Durante el día comemos un banano y una manzana. Estoy realmente agradecida con usted por haber realizado este programa y se lo he pasado a amigos y familiares que también lo han adoptado.

Cordialmente,

Britt Warg

Soy estudiante de neurofisiología y farmacología, y estoy investigando sobre la enfermedad de Parkinson. No doy asesoría médica, ni trato de decirle a la gente cómo ayunar, hacer dieta o lo que sea. Inspirada por el programa de TV, decidí "autoexperimentar", lo que se ha convertido en un proyecto que se llevará a cabo en mi universidad con sofisticada metodología científica y todo... Me interesan la información, los trastornos neurodegenerativos y las medidas que pueda tomar en mi propio estilo de vida para reducir mis ocurrencias de áncer de seno.

Yo misma soy paciente de cáncer de seno (dos veces y las que falten), de modo que me interesa bastante el impacto (si lo hay) que los estilos de vida en los cuales se practica el ayuno puedan tener sobre la recurrencia.

De mi blog, *Schrokit's Corner*:

No es una *dieta*
    Así que llevo siete semanas practicando la 5:2
(ó 2:5 como me gusta llamarla porque pienso

que mis semanas empiezan con un ayuno al que le siguen cinco días de COMER) y sigo firme. He rebajado algo más de 14 libras y el Sr. Schrokit (que llama a sus jeans "pantalones de gordo" porque ya debe ajustar su cinturón unos cuantos agujeros...) no se queda atrás.

Como el cambio general en mi apariencia y el "resultado" son tan obvios para la gente (me preguntan si he cambiado de peinado, de anteojos, etc. y no parecen captar la pérdida de peso, pero estoy recibiendo infinidad de cumplidos), cuando les hablo

> Estoy recibiendo infinidad de cumplidos.

del ayuno muestran GRAN interés en probarlo. De hecho, son bastantes los colegas del Sr. Schrokit que están siguiendo esta llamada dieta y encuentran que les ha revelado mucho sobre sus propios hábitos alimenticios.

Pero no es una dieta. La mejor descripción que he encontrado hasta ahora es la de Gordon, un comentarista del blog. Según él es una *estrategia*, y no se me ocurre otra palabra mejor.

Además de una dieta *balanceada* saludable, cualquiera que esté de moda, lo que realmente controla el peso es la cantidad *total* de calorías que usted consuma en el largo plazo. Lo he mencionado antes, pero lo que el ayuno sí parece hacer es ayudarnos a re-conocer lo que es verdaderamente

apetito. Por ejemplo, pensamos que es hambre
cuando nos sentimos aburridos, cansados, antojados
y, más que todo, sedientos, estados que se vuelven
un poco más obvios después de haber ayunado
dos días.

Nicole Slavin

En mi caso el ayuno —600 calorías dos veces por
semana— ha cambiado mi actitud hacia las comidas y
bebidas. Ha interrumpido un ciclo de abuso que fue la
causa de mi constante aumento de peso durante 30 años.
Somos criaturas de hábitos que sin darnos cuenta se
convierten en patrones de conducta, difíciles de cambiar.
Pero lo ocurrido ahora es más profundo: percibo las cosas
con mayor claridad y algo acerca de este nuevo estado
anímico me recuerda cómo me sentía a los 20, con un IMC
de alrededor de 22. Ya no me siento cómodo si he comido
demasiado, y me parece que tengo más el control. Se está
rompiendo el hábito y sospecho que seguiré con la dieta
más o menos por el resto de mi vida.

David Cleevely

La "dieta FastDiet" parece ser una manera maravillosa de optimizar nuestro bienestar, nuestra longevidad, y una forma excelente de perder peso. Como usted lo dice, es muchísimo más que "sólo una dieta", realmente es todo un nuevo estilo de vida y, lo más importante, uno que puede llevarse con relativa facilidad. Tengo varios pacientes que han empezado a seguir exitosamente la dieta y piensan que es maravillosa.

> Tengo varios pacientes que han empezado a seguir exitosamente la dieta y piensan que es maravillosa.

Como ya lo han hecho otros dos colegas y varios miembros del personal, también yo la he incorporado a mi propio estilo de vida. Mis más calurosas felicitaciones por un programa que cambia vidas.

Dr. Pete Bridgwood

Apreciado Michael:

En su programa sobre el ayuno intermitente, vi con algún interés "Eat Fast and Live Longer" y mi familia y yo decidimos probar la dieta que usted sugirió. Soy médico general, mayor de 50 años, y trabajo en el norte de Londres. Con un IMC de 29, por lo demás soy bastante saludable, pero hago muy poco ejercicio. Inicialmente me sentí un poco escéptico pero me las he arreglado para perder 13¼ libras en seis semanas y encuentro la dieta muy simple y fácil de seguir. No veo razón alguna por la que no continúe haciéndola por muchos años. He presentado un resumen de su programa a unos cuantos colegas y empezado a recomendarlo a algunos de mis pacientes, con resultados asombrosos.

Un paciente en particular, con un obvio síndrome metabólico y una historia familiar de diabetes tipo 2, tenía en 7.2 la glicemia en ayunas. Después de sólo unas semanas, la bajó a 5.9 y perdió 11 libras. Me gustaría hacer correr la voz mucho más y me pregunto si planea usted diseñar un sencillo volante, que yo podría entregar a mis pacientes, o un sitio web que puedan visitar en internet. Me resulta difícil explicar la dieta en tan corto tiempo al final de una de mis consultas de 10 minutos. En mi opinión este tipo de plan alimenticio tan manejable probablemente sea mucho más efectivo para afrontar la epidemia de obesidad que los planes actuales de dar "luz verde" a que los alimentos lleven impreso en su empaque el contenido de grasa y azúcar. Creo que sería mucho más útil enfatizar su contenido calórico.

Dr. Jon Brewerton

Querido Dr. Mosley:

A principios de agosto vi su programa en televisión. Me pareció muy razonable y convencí a mi marido de que lo viera. Desde entonces venimos siguiendo el plan del ayuno (500 calorías para mí y 600 para él), no todas las semanas, pero sí la mayoría de ellas. Nuestra motivación principal es que genéticamente "podríamos" vivir vidas mucho más largas. Y queremos que esas vidas sean tan saludables como sea posible.

Hasta ahora, ambos hemos perdido peso (yo he perdido 16 libras y él 12) y los días de ayuno nos parecen realmente fáciles. De hecho ayer compré un Kit-Kat de cuatro unidades por primera vez en meses, me comí una sola galleta y guardé el resto en mi cartera para después; algo realmente insólito en mí que casi toda mi vida he debido luchar contra un muy "buen" apetito y mi poco saludable IMC. No hemos medido nuestro IGF-1, pero ambos estamos medicados por presión arterial alta, y mi esposo por el colesterol alto. Esperamos ver una mejoría de esas afecciones próximamente, cuando visitemos a nuestros respectivos médicos de cabecera.

Realmente encuentro esta forma de comer mucho más fácil que cualquier otra "dieta" que yo haya practicado jamás. Y puedo mover los días de ayuno para que no interfieran con nuestra vida social.

Atentamente,

Maureen Johnston

Actualización en correo electrónico posterior:

A manera de actualización, a la fecha ya he perdido 20 libras y sigo encontrando muy fácil la manera de comer. En nuestros días de ayuno generalmente tomamos un desayuno caliente (huevos o avena) y temprano en la noche una buena ensalada con abundancia de vegetales en verano o una sopa de vegetales en invierno. Mi esposo generalmente agrega una rebanada de pan para completar sus 600 calorías. Hemos mantenido esta forma de comer desde que vimos el programa original y esperamos continuar (posiblemente con una interrupción por Navidad ☺).

Hola, Michael:

Durante los últimos tres meses he venido haciendo la dieta intermitente y escribí una nota al respecto en mi blog, *Helena's London Life*.

Cuando estaba más joven y vivía en Helsinki, hice unas cuantas sesiones de ayuno completo con mi padre. Ese ayuno duraba cinco días y sólo permitía tomar jugos de frutas el primer y el último día. De modo que pensé saber en qué me estaba embarcando.

Pero esta dieta, que básicamente significa comer *menos* durante dos días de la semana, es mucho más fácil. Permite 500 calorías (600 para los hombres, ¡injusto!) que cuando uno lo piensa no está tan mal. A diferencia de los ayunos de mi juventud, ¡en éste se permite tomar café! (A estas alturas, el café es lo único a lo que no puedo renunciar).

Ya tengo tres meses de estar haciendo el ayuno, y he perdido 11 libras. Me siento mucho mejor ahora, no sólo por el peso perdido, sino porque tengo más energía y controlo mis comidas... Después del choque inicial para el sistema, el estómago realmente se contrae, uno siente menos hambre y se vuelve más consciente de lo que come cualquier día, sea uno de los dos de ayuno o los otros 5 días de la semana.

> Me siento mucho mejor ahora, no sólo por el peso perdido, sino porque tengo más energía y controlo mis comidas.

Así que aquí van mis cinco consejos prácticos para hacer esta dieta con éxito.

1. No ayune días consecutivos, es demasiado duro y me parece extenuante el segundo día seguido. Y tampoco ayune en fines de semana: nosotros probamos un viernes y casi nos matamos uno al otro.

2. Busque oficio: cuanto más deba pensar en otra cosa que no sea comida, más fácil será. Yo trabajo desde la casa la mitad de la semana, así que trato de ayunar cuando estoy en la oficina. Y mientras esté ayunando, no vea a Nigella [Lawson] en televisión. En uno de mis dos días, ella es para mí como un Demonio Casero.

3. Consígase una aplicación, yo uso MyFitnessPal, que es una herramienta sencilla para contar calorías. Y eso es todo lo que necesita, pero en realidad cualquier otro medio para hacerlo (un bloc) sirve lo mismo. Sin embargo, para quienes aman las aplicaciones, como yo, ésta también registra las comidas que usted ha usado, el ejercicio que hace y el peso que está perdiendo (y pronostica el que va a perder en cinco semanas si cada día fuera igual al que acaba de registrar).

4. No sea demasiado estricto consigo mismo. En los últimos tres meses he perdido dos días de ayuno. No hay necesidad de tirar la toalla sólo porque haga algo así. Siempre hay un mañana, ¡o una próxima semana!

5. No lo haga solo. Hacer esto con otra persona resulta mucho más fácil. Algunas semanas, por los horarios, él [esposo] y yo hemos ayunado en días diferentes, y simplemente no funciona.

Como puede ver, mis experiencias han sido positivas. Lo que no mencioné en mi blog es que mi esposo tiene alto el colesterol, un trastorno hereditario y la principal razón por la cual empezamos a hacer esta dieta. Él no necesitaba perder más que unas 25 libras (siempre ha sido un corredor veloz), así que ahora se asegura de aumentar su ingesta de calorías (saludablemente, con *smoothies* hechos en casa) durante los cinco días.

Cordial saludo,

Helena Halme

Apreciado Dr. Mosley:

Llevo dos semanas con mi dieta 5:2 y ya estoy viendo un efecto positivo en mi peso. La segunda vez que me pesé había perdido un total de 5 libras. Me siento notoriamente más delgado y encantado de poder mantenerme así por largo tiempo.

    Estatura: 5'10" hombre
    Peso inicial: 191 libras
    Semana 1: 188 libras
    Semana 2: 186 libras

¡Realmente he disfrutado el programa!

Cordialmente,

Nick Wilson

Soy una atareada mamá de tres hijos, y desde que nació el menor me estaba resultando muy difícil perder peso. Tampoco ayudaba el estar constantemente rodeada de comida, preparando para la familia tres y a veces cuatro comidas en el día. Me gusta la comida y la vida social, de modo que esas dietas tan restrictivas eran para mí una tarea desagradable y una batalla de fuerza de voluntad de cada día, así que no pasaba mucho tiempo antes de volver nuevamente a la posición de salida.

Para mí, la dieta intermitente es la manera de perder peso más manejable, tanto física como emocionalmente, y sólo son dos días a la semana de "ser buena" y atenerme a 500 calorías. Además, encaja perfectamente en mi vida social, ya que permite flexibilidad los días de ayuno y por consiguiente puedo asegurarme de que los de abundancia coincidan cuando salgo a tomar unos tragos o a comer.

Resistir la tentación un día realmente no es tan duro si sé que al día siguiente puedo comerme una dona o una cena deliciosa y disfrutar unas copas de vino si realmente lo deseo; y cuando lo hago, disfruto aún más y sin sentirme culpable. La prueba está, literalmente, en los postres; he estado comiendo y disfrutándolos en los días de abundancia, pero ateniéndome a las 500 calorías en los de ayuno y sigo perdiendo peso. Esto funciona.

La prueba está, literalmente, en los postres;
he estado comiendo y disfrutándolos en
los días de abundancia, pero ateniéndome
a las 500 calorías en los de ayuno, y sigo
perdiendo peso. Esto funciona.

Clare Wilson

Correos de Mumsnet.com

Mumsnet es un sitio web británico donde los padres de familia intercambian consejos.

Unhappy Hildebrand

Ayer comí realmente bien aunque como *puedo* comer lo que quiera también estoy pensando que no quiero desbaratar lo que tanto trabajo me ha costado. Así que me comí una bolsa de papas fritas, y para la cena salchichas de cerdo y manzana en sidra y, después, uno de los *pies* de limón de mi hija hechos en casa, pero no comí la tonelada de chatarra que normalmente consumiría entre comidas.

Me parece que no encuentro tan duros los días de ayuno, por el relativamente corto túnel y su luz al final. ¡Sin embargo, no veo la hora de pasar un fin de semana comiendo normalmente!

Creo que parte de lo que este plan enseña es que necesitamos aprender que está bien sentir hambre y que de hecho es parte esencial de ser esbeltos. Hablo como comelona de toda una vida, la sensación de sentirme REPLETA es tan normal para mí que experimenté ese extraño temor de sentir hambre. Pues, ¿saben qué? No es el fin del mundo. Vivo en una ciudad donde hay tiendas por todas partes: puedo tener comida en el momento en que se me antoje, así que el hambre no es una señal de que esté a punto de perecer o debilitarme. En los últimos dos meses he estado aprendiendo a abrazar la sensación de hambre y sentirme cómoda así. La tomo como un aviso de que mi cuerpo pronto comerá de nuevo (y está quemando grasa ahora), no como un aviso de algo que temer.

dontcallmehon

Hola todos, sólo deseaba agregar que también me fue bien con el ejercicio mientras estoy ayunando. Anoche pasé una hora en el gimnasio y fue bueno. Hice 35 minutos en la bicicleta elíptica y algunas pesas y no experimenté debilidad ni mareo. Realmente es asombroso lo bien que me siento cuando estoy ayunando.

ILoveStripeySocks/JenniCarlin

¡Ayer mi Día 1 también fue maravilloso! Esta mañana no me desperté muerta del hambre, pude esperar una hora antes, comer una tostada con mantequilla de maní ¡y me costó trabajo acabármela!

Me encantó la sensación de vacío en la panza, y ocasionalmente disfruté los retortijones de hambre, ¿es raro esto? Toda mi vida había comido sin tener hambre porque me aterraba que me sonaran las tripas. Extrañamente estoy contando las horas que faltan para mi próximo día de ayuno.

Mondayschild78

Ayer fue mi día uno y me siento fabulosa y llena de energía esta mañana. Al final, simplemente decidí pasar tanto tiempo como pudiera sin comida. Tomé té con leche y café negro y agua durante todo el día. A las 4:00 p.m. comí un poco de melón y fresas y luego una cena completa de dos salchichas vegetarianas, un huevo duro, una tostada y ensalada de arúgula con un poco de vinagre balsámico. ¡Me supo muy bien! Pero el ayuno fue más fácil de lo que esperaba. No me sentí muy hambrienta y solo traté de mantenerme ocupada todo el día.

SpringGoddess

Todo el mundo tiene razón. Realmente se puede pasar un día sin hacer nada y con un poquito de planeación me las arreglé para mantener mis retortijones de hambre a un nivel manejable. Esta mañana la báscula mostró una buena bajada.

Todas mis preocupaciones sobre mi rendimiento al hacer ejercicio mientras ayunaba acabaron esta mañana. Corrí al mejor ritmo sostenido jamás y eso en un día de ayuno de 500 calorías sin desayuno, sólo café ¡huelo la grasa quemándose! Me siento de maravilla y romperé el ayuno como es debido con el almuerzo de hoy. El próximo día de ayuno es el jueves. Buena suerte a los que ayunan hoy.

Testimonios

BlueDragonLandlady @MsLupin

@DrMichaelMosley Nos sentimos un poco débiles en nuestro ayuno las primeras semanas, luego nos adaptamos y ahora estamos bien.

ValarWellbeing @ValarWellbeing

@DrMichaelMosley ¡Gracias! El programa nos pareció muy inspirador y por lo que la gente nos ha tuiteado, a muchos otros también. ¡Nos encantan sus programas!

StickyPippa @StickyPippa

@DrMichaelMosley Gracias por cambiar mi estilo de vida. Convertí un montón de gente al ADA/5:2 gracias a usted, Horizon y el grupo FB @feedfastfeast

susie white @cottagegardener

@DrMichaelMosley Hago ayuno intermitente desde su programa, cambié mi actitud hacia comida/hambre, estoy llena de energía y perdí casi [14 lbs]

@alert_bri

@DrMichaelMosley tras 4 meses en 5:2, concuerdo con su opinión médica... Esto podría cambiar el mundo. Su libro debería alimentar la revolución.

Contador de calorías

Todos los valores son para producto crudo a menos de que se indique algo diferente.

ALIMENTO	TAMAÑO DE LA PORCIÓN	CALORÍAS POR PORCIÓN
VEGETALES		
Acelga arcoíris	3½ oz.	17
Acelga verde (suiza)	3½ oz.	19
Achicoria o escarola rizada	3½ oz.	19
Aguacate	3½ oz.	193
Ajo	¼ de diente	1
Alcachofa de Jerusalén	3½ oz.	73
Alcachofa, globo	3½ oz.	24
Apio	3½ oz.	8
Apio-nabo	3½ oz.	17

Contador de calorías

ALIMENTO	TAMAÑO DE LA PORCIÓN	CALORÍAS POR PORCIÓN
Arúgula	3½ oz.	24
Arvejas baby, congeladas	3½ oz.	52
Arvejas o guisantes, peladas	3½ oz.	86
Batata o boniato o camote	3½ oz.	93
Berenjena	3½ oz.	18
Berro	3½ oz.	26
Berza	3½ oz.	33
Brócoli	3½ oz.	32
Brotes de soya	3½ oz.	32
Calabaza de invierno	3½ oz.	40
Cebolla	3½ oz.	38
Champiñones cremini	3½ oz.	16
Champiñones portobello	3½ oz.	13
Champiñones shiitake	3½ oz.	27
Col blanca china (bok choy)	3½ oz.	15
Col rizada	3½ oz.	33
Coliflor	3½ oz.	35
Edamame o soya no madura, pelada	3½ oz.	117
Endibia o escarola	3½ oz.	17
Espárrago	3½ oz.	27
Espinaca	3½ oz.	25
Espirulina (alga) en polvo	3½ oz.	374
Garbanzos secos	3½ oz.	320
Granos de maíz	3½ oz.	115
Habichuelas	3½ oz.	25
Hinojo	3½ oz.	14
Hojas de mostaza	3½ oz.	26
Lechuga de Boston	3½ oz.	15
Lechuga iceberg	3½ oz.	14

Contador de calorías

ALIMENTO	TAMAÑO DE LA PORCIÓN	CALORÍAS POR PORCIÓN
Lechuga rizada	3½ oz.	18
Lechuga romana	3½ oz.	16
Lentejas	3½ oz.	319
Nabo	3½ oz.	24
Papa blanca, hervida	3½ oz.	79
Pepino	3½ oz.	10
Pimentón de cualquier color	3½ oz.	30
Puerro	3½ oz.	23
Rábano	3½ oz.	13
Radicchio o achicoria roja	3½ oz.	19
Remolachas sin pelar	3½ oz.	38
Repollitos de Bruselas	3½ oz.	43
Repollo, verde o rojo	3½ oz.	29
Tomate	3½ oz.	20
Tomates secos al sol, empacados en seco	3½ oz.	256
Zanahoria	3½ oz.	34
Zucchini o calabacín	3½ oz.	18
FRUTAS		
Açai berry (baya amazónica) en polvo	pizca	5
Albaricoque	3½ oz.	32
Albaricoque seco	3½ oz.	196
Arándanos	3½ oz.	60
Arándanos o moras azules	3½ oz.	42
Arándanos o moras azules secos	3½ oz.	313
Arándanos secos	3½ oz.	346
Banano	3½ oz.	103
Bayas del Goji (baya tibetana)	3½ oz.	313

Contador de calorías

ALIMENTO	TAMAÑO DE LA PORCIÓN	CALORÍAS POR PORCIÓN
Cerezas	3½ oz.	52
Ciruela	3½ oz.	39
Ciruelas pasas secas	3½ oz.	151
Ciruelas, compota, en jugo	3½ oz.	90
Clementina pelada	3½ oz.	41
Dátiles secos, sin semilla	3½ oz.	303
Durazno fresco	3½ oz.	37
Duraznos enlatados, en jugo	3½ oz.	50
Frambuesas	3½ oz.	30
Fresas	3½ oz.	28
Granada	3½ oz.	55
Higos frescos	3½ oz.	74
Higos secos	3½ oz.	229
Kiwi	3½ oz.	55
Limón amarillo	3½ oz.	20
Limón verde	3½ oz.	12
Mandarina fresca, pelada	3½ oz.	35
Mandarina o tangerina, pelada	3½ oz.	39
Mandarina satsuma, pelada	3½ oz.	31
Mango seco	3½ oz.	268
Manzana	3½ oz.	51
Manzana seca	3½ oz.	310
Melón, sólo la carne	3½ oz.	29
Moras	3½ oz.	26
Naranja pelada	3½ oz.	40
Nectarina	3½ oz.	44
Papaya	3½ oz.	40
Pera fresca	3½ oz.	41
Peras enlatadas, en jugo	3½ oz.	37

ALIMENTO	TAMAÑO DE LA PORCIÓN	CALORÍAS POR PORCIÓN
Piña enlatada, en jugo	3½ oz.	50
Piña fresca	3½ oz.	43
Pomelo pelado	3½ oz.	34
Salsa de manzana-mora	3½ oz.	107
Sandía, sólo la carne	3½ oz.	33
Tajadas de banano seco	3½ oz.	523
Toronja	3½ oz.	30
Uvas pasas	3½ oz.	292
Uvas, verdes, sin semilla	3½ oz.	66
GRANOS Y PRODUCTOS DE GRANOS*		
Alforfón o trigo sarraceno	3½ oz.	343
Amaranto, granos de	3½ oz.	368
Arroz arborio	3½ oz.	354
Arroz basmati	3½ oz.	353
Arroz blanco de grano corto	3½ oz.	351
Arroz blanco de grano largo	3½ oz.	355
Arroz de jazmín	3½ oz.	352
Arroz integral	3½ oz.	340
Arroz integral convertido en blanco	3½ oz.	344
Arroz salvaje	3½ oz.	353
Avena en hojuelas	3½ oz.	363
Avena instantánea	3½ oz.	380
Bagel, natural	3½ oz.	256
Bayas de trigo	3½ oz.	326
Cebada perlada	3½ oz.	364

Granos y fideos no cocidos a menos de que se especifique algo diferente; los cereales y harinas son secos.

ALIMENTO	TAMAÑO DE LA PORCIÓN	CALORÍAS POR PORCIÓN
Cereal, All Bran o salvado	3½ oz.	334
Cereal, Special K	3½ oz.	379
Cereal, trigo molido o triturado	3½ oz.	345
Copos de avena cortados (avena irlandesa o avena escocesa)	3½ oz.	373
Croissant natural	3½ oz.	414
Cuscús, instantáneo	3½ oz.	358
Espelta perlada	3½ oz.	314
Fideos de arroz	3½ oz.	373
Fideos ramen (secos)	3½ oz.	361
Fideos udon	3½ oz.	352
Fideos, alforfón/soba	3½ oz.	363
Fideos, instantáneos	3½ oz.	450
Fideos, vermicelli	3½ oz.	354
Galletas o tortas de avena	3½ oz.	440
Galletas saladas Ryvita	3½ oz.	350
Granola	3½ oz.	432
Harina de arroz	3½ oz.	364
Harina de centeno	3½ oz.	331
Harina de maíz, blanca o amarilla	3½ oz.	364
Harina de trigo integral	3½ oz.	336
Harina para todo uso	3½ oz.	361
Maizena	3½ oz.	378
Matzo o pan sin levadura	3½ oz.	381
Mijo o millo	3½ oz.	354
Muesli, tipo suizo, sin azúcar	3½ oz.	353
Pan baguette	3½ oz.	242
Pan blanco, sin gluten	3½ oz.	282
Pan ciabatta o chapata	3½ oz.	269

Contador de calorías

ALIMENTO	TAMAÑO DE LA PORCIÓN	CALORÍAS POR PORCIÓN
Pan de centeno	3½ oz.	242
Pan de espelta	3½ oz.	241
Pan de maíz	3½ oz.	311
Pan de masa madre	3½ oz.	256
Pan de soda	3½ oz.	223
Pan integral	3½ oz.	260
Pan pita	3½ oz.	265
Pan pumpernickel (de cereales integrales)	3½ oz.	183
Pan, palitos de	3½ oz.	408
Panqueques, sin jarabe	3½ oz.	208
Pasta de harina blanca	3½ oz.	370
Pasta de harina integral	3½ oz.	326
Quinua	3½ oz.	375
Tortitas de arroz	3½ oz.	379
Tortilla de harina	3½ oz.	235
Tortilla de maíz	3½ oz.	235
Trigo bulgur	3½ oz.	334
Triticale (cereal sintético, cruce de trigo y centeno)	3½ oz.	338
ALIMENTOS PROTÉICOS		
Calamares, rebozados, congelados	3½ oz.	200
Camarones pelados	3½ oz.	69
Carne de cerdo magra	3½ oz.	117
Carne de cerdo, hamburguesa, cocida	3½ oz.	350
Carne de cerdo, magra, molida	3½ oz.	140
Carne de cerdo, salchichas, cocida	3½ oz.	319
Carne de res magra, molida	3½ oz.	184

Contador de calorías

ALIMENTO	TAMAÑO DE LA PORCIÓN	CALORÍAS POR PORCIÓN
Carne de res para estofado	3½ oz.	121
Carne de res, hamburguesa, cocida	3½ oz.	283
Carne de res, magra	3½ oz.	116
Carne de venado, bistec	3½ oz.	101
Chorizo	3½ oz.	451
Conejo deshuesado	3½ oz.	137
Cordero, chuletas	3½ oz.	260
Cordero, hamburguesa, cocido	3½ oz.	267
Cordero, lomo	3½ oz.	231
Cordero magro, molido	3½ oz.	235
Cordero para estofado	3½ oz.	175
Cordero, salchichas	3½ oz.	260
Edamame, pelados	3½ oz.	117
Frijoles blancos o navy, secos	3½ oz.	285
Frijoles blancos, secos	3½ oz.	285
Frijoles en salsa de tomate	3½ oz.	83
Frijoles flageolet, secos	3½ oz.	279
Frijoles garbanzo, secos	3½ oz.	320
Frijoles lima secos	3½ oz.	282
Frijoles negros, secos	3½ oz.	341
Frijoles pintos, secos	3½ oz.	309
Frijoles secos	3½ oz.	311
Frijoles de soya, secos	3½ oz.	375
Garbanzos secos	3½ oz.	320
Huevo, clara	3½ oz.	50
Huevos escalfados o poché	3½ oz.	145
Huevos fritos	3½ oz.	177
Huevos, hervidos	3½ oz.	154
Huevos, omelette	3½ oz.	173

Contador de calorías

ALIMENTO	TAMAÑO DE LA PORCIÓN	CALORÍAS POR PORCIÓN
Huevos revueltos	3½ oz.	155
Humus (puré de garbanzos, tahine, ajo, limón)	3½ oz.	303
Jamón tajado, preempacado	3½ oz.	118
Jamón, magro	3½ oz.	104
Judías, blancas secas	3½ oz.	270
Lentejas amarillas	3½ oz.	334
Lentejas marrones	3½ oz.	297
Lentejas rojas	3½ oz.	327
Lentejas verdes	3½ oz.	316
Mantequilla de maní, natural	3½ oz.	621
Mejillones, sin la concha	3½ oz.	92
Miso (pasta aromatizante fermentada, Japón)	3½ oz.	131
Nueces sin cáscara	3½ oz.	693
Nueces, almendras enteras	3½ oz.	613
Nueces, almendras molidas	3½ oz.	618
Nueces, avellanas	3½ oz.	660
Nueces, maní o cacahuate, sin sal, sin cáscara	3½ oz.	561
Nueces, mezcla de, sin sal	3½ oz.	661
Nueces, pistacho sin cáscara	3½ oz.	584
Nueces, semillas de marañón o cajú	3½ oz.	583
Pato, pechuga sin piel	3½ oz.	92
Pavo, filete de pechuga sin piel	3½ oz.	103
Pescado de carne blanca, al vapor	3½ oz.	83
Pescado, atún enlatado, en agua	3½ oz.	108
Pescado, atún fresco	3½ oz.	137
Pescado, filete apanado, congelado	3½ oz.	213

ALIMENTO	TAMAÑO DE LA PORCIÓN	CALORÍAS POR PORCIÓN
Pescado, filete de bacalao	3½ oz.	80
Pescado, filete de caballa	3½ oz.	204
Pescado, filete de halibut o mero	3½ oz.	100
Pescado, filete de lenguado	3½ oz.	78
Pescado, filete de robalo	3½ oz.	133
Pescado, filete de salmón cultivado	3½ oz.	215
Pescado, filete rebozado, congelado	3½ oz.	229
Pescado, salmón rosado, enlatado en agua	3½ oz.	131
Pescado, sardinas frescas	3½ oz.	165
Pescado, sardinas, enlatadas en agua	3½ oz.	179
Pollo, hígado	3½ oz.	122
Pollo, muslo sin piel	3½ oz.	163
Pollo, pechuga sin piel	3½ oz.	105
Salami	3½ oz.	352
Semillas de ajonjolí	3½ oz.	616
Semillas de cáñamo	3½ oz.	437
Semillas de calabaza, peladas	3½ oz.	590
Semillas de chía	3½ oz.	422
Semillas de girasol, peladas	3½ oz.	591
Semillas de linaza	3½ oz.	495
Tahine (pasta de ajonjolí)	3½ oz.	658
Tempeh (producto de la fermentación de la soya)	3½ oz.	172
Tocino canadiense	3½ oz.	128
Tocino común, cocido	3½ oz.	441
Tocino de pavo	3½ oz.	123
Tofu (queso de soya)	3½ oz.	70

ALIMENTO	TAMAÑO DE LA PORCIÓN	CALORÍAS POR PORCIÓN
Vegetariana, hamburguesa	3½ oz.	137
Vegetariana, salchicha	3½ oz.	114
Vieiras	3½ oz.	83

LÁCTEOS Y SUBSTITUTOS DE LÁCTEOS

Crème fraîche o crema fresca	3½ oz.	350
Leche, crema de, batida	4 oz.	368
Leche de almendras	4 oz.	24
Leche de arroz	4 oz.	46
Leche de cabra, con toda la grasa	4 oz.	61
Leche de soya	4 oz.	42
Leche descremada	4 oz.	35
Leche entera	4 oz.	64
Leche semidescremada al 1%	4 oz.	41
Leche semidescremada al 2%	4 oz.	50
Leche, crema agria de, baja en grasa	4 oz.	137
Leche, crema agria de, con toda la grasa	4 oz.	214
Queso crema bajo en grasa	3½ oz.	111
Queso crema con toda la grasa	3½ oz.	245
Queso crema, muy bajo en grasa	3½ oz.	109
Queso feta	3½ oz.	276
Queso parmesano, rallado	3½ oz.	389
Queso suave, cabra	3½ oz.	324
Queso, azul, leche de cabra	3½ oz.	368
Queso, Cheddar, bajo en grasa	3½ oz.	263
Queso, Cheddar, normal	3½ oz.	410
Queso, requesón bajo en grasa	3½ oz.	72

ALIMENTO	TAMAÑO DE LA PORCIÓN	CALORÍAS POR PORCIÓN
Queso, ricota o requesón, leche de cabra	3½ oz.	134
Yogurt bajo en grasa, natural	4 oz.	66
Yogurt con fruta	4 oz.	94
Yogurt tipo griego (de leche de cabra), natural	4 oz.	132
HIERBAS Y ESPECIAS		
Albahaca, hojas frescas	pizca	0
Azafrán en hebras	pizca	3
Azúcar blanca	3½ oz.	385
Azúcar morena	3½ oz.	375
Canela, molida	pizca	3
Cilantro, hojas frescas	pizca	0
Clavo, molido	pizca	3
Comino, molido	pizca	4
Cúrcuma, molida	pizca	3
Estragón, hojas frescas	pizca	0
Hierbabuena [menta], hojas frescas	pizca	0
Jengibre molido	pizca	1
Limoncillo fresco	pizca	1
Nuez moscada molida	pizca	4
Orégano seco	pizca	3
Paprika	pizca	3
Perejil, fresco	pizca	0
Pimienta molida	pizca	3
Romero, hojas frescas	pizca	0
Salvia seca	pizca	3

ALIMENTO	TAMAÑO DE LA PORCIÓN	CALORÍAS POR PORCIÓN
Tomillo, seco	pizca	2
Vainilla, vaina	pizca	3
SOPAS		
Bisque [crema] de langosta	4 oz.	125
Caldo de pollo y vegetales	3½ oz.	36
Caldo o consomé de res	4 oz.	7
Cebolla	3½ oz.	45
Crema de champiñones, hecha con leche baja en grasa	4 oz.	233
Crema de tomate, preparada con agua	3½ oz.	35
Miso	3½ oz.	22
Puerro y papa	3½ oz.	53
Sopa de pescado, con leche	3½ oz.	53
Sopa de res con fideos pho (Vietnam)	3½ oz.	66
Tomate y albahaca	3½ oz.	40
Vegetales	3½ oz.	45
CONDIMENTOS Y SALSAS		
Aceitunas negras, deshuesadas	3½ oz.	154
Aderezo para ensalada, César, bajo en grasa	2 oz.	190
Aderezo para ensalada, francés, bajo en grasa	2 oz.	58
Aderezo para ensalada, aceite de oliva y limón	2 oz.	439
Aderezo para ensalada, balsámico, normal	2 oz.	180
Agave, almíbar	3½ oz.	296

Contador de calorías

ALIMENTO	TAMAÑO DE LA PORCIÓN	CALORÍAS POR PORCIÓN
Alcaparras escurridas	3½ oz.	32
Cebollas encurtidas	3½ oz.	36
Chutney de tomate	3½ oz.	141
Encurtidos mixtos, escurridos	3½ oz.	20
Jalapeños encurtidos	3½ oz.	18
Mayonesa baja en grasa	2 oz.	187
Mayonesa normal	2 oz.	360
Mayonesa sin grasa	2 oz.	44
Mermelada de fresa	3½ oz.	258
Mermelada de naranja	3½ oz.	266
Miel	3½ oz.	334
Miel de arce	3½ oz.	265
Mostaza Dijon	3½ oz.	160
Mostaza inglesa, preparada	3½ oz.	167
Mostaza integral	3½ oz.	159
Nutella	3½ oz.	529
Pasta de tamarindo	3½ oz.	142
Pepinillos	3½ oz.	34
Pepinillos en vinagreta	3½ oz.	38
Pesto, preparado	3½ oz.	431
Salsa de arándanos	3½ oz.	192
Salsa de barbacoa	2 oz.	120
Salsa de caramelo	3½ oz.	389
Salsa de carne (*gravy*), preparada	3½ oz.	45
Salsa de chocolate	3½ oz.	367
Salsa de soya	2 oz.	105
Salsa de tomate (*ketchup*)	3½ oz.	102
Salsa de tomates	3½ oz.	68
Salsa holandesa	3½ oz.	239

ALIMENTO	TAMAÑO DE LA PORCIÓN	CALORÍAS POR PORCIÓN
Salsa para pasta, de tomate y albahaca	3½ oz.	60
Salsa para pasta, de vegetales	3½ oz.	50
Salsa tártara	3½ oz.	358
Salsa Worcestershire	2 oz.	115
Sriracha (salsa picante, Tailandia)	2 oz.	98
Vinagre balsámico	2 oz.	56
Vinagre de vino blanco	2 oz.	12
Vinagre de vino rojo	2 oz.	12
GRASAS Y ACEITES		
Aceite de canola	2 oz.	480
Aceite de cáñamo	2 oz.	480
Aceite de girasol	2 oz.	480
Aceite de linaza	2 oz.	480
Aceite de maíz	2 oz.	480
Aceite de oliva	2 oz.	480
Aceite de oliva en pasta para untar	3½ oz.	543
Aceite vegetal	2 oz.	480
Manteca de cerdo	3½ oz.	899
Manteca vegetal para hacer masa	3½ oz.	900
Mantequilla	3½ oz.	739
Margarina	3½ oz.	735
BEBIDAS		
Agua de coco	8 oz.	80
Agua mineral con gas	8 oz.	0
Café con leche semidescremada al 2%	8 oz.	55
Café espresso	2 oz.	0

ALIMENTO	TAMAÑO DE LA PORCIÓN	CALORÍAS POR PORCIÓN
Café negro	8 oz.	0
Capuchino, con leche descremada	8 oz.	40
Capuchino, con leche entera	8 oz.	70
Cerveza ámbar	10 oz.	77
Cerveza tipo Lager (rubia)	10 oz.	80
Champaña	3½ oz.	84
Chocolate caliente, bajo en calorías, hecho en agua	8 oz.	72
Chocolate caliente, hecho con agua	8 oz.	138
Coca-Cola	8 oz.	90
Diet Coke	8 oz.	0
Ginebra con tónica	7½ oz.	171
Ginger ale	8 oz.	160
Jugo de germen de trigo (*wheatgrass*)	3½ oz.	17
Jugo de limón verde	2 oz.	16
Jugo de manzana	8 oz.	120
Jugo de naranja	8 oz.	110
Jugo de pera-manzana	8 oz.	120
Latte, con leche descremada	8 oz.	65
Latte, con leche entera	8 oz.	110
Limonada	8 oz.	94
Macchiato, con leche descremada	8 oz.	65
Macchiato, con leche entera	8 oz.	110
Malteada o merengada, de fresa	8 oz.	256
Smoothie de fresa-banano	8 oz.	140
Sprite	8 oz.	93
Té chai, con leche semidescremada al 2%	8 oz.	120

Contador de calorías

ALIMENTO	TAMAÑO DE LA PORCIÓN	CALORÍAS POR PORCIÓN
Té de hierbas	8 oz.	0
Té negro	8 oz.	0
Té verde	8 oz.	0
Vino blanco seco	5 oz.	121
Vino tinto	5 oz.	122
Vodka con tónica	9½ oz.	170

SABROSOS REFRIGERIOS		
Cacahuates o maní, horneados, con sal	3½ oz.	621
Cacahuates o maní, tostados, sin sal	3½ oz.	581
Crispetas o palomitas de maíz, hechas con aceite, en microondas	3½ oz.	535
Crispetas o palomitas de maíz, hechas con aire caliente	3½ oz.	385
Dip de berenjena horneada	3½ oz.	102
Dip de pimentón rojo horneado	3½ oz.	235
Humus (puré de garbanzos, tahine, ajo, limón)	3½ oz.	303
Nueces mixtas, horneadas, con sal	3½ oz.	667
Palitos de queso	3½ oz.	520
Papas a la francesa horneadas	3½ oz.	260
Papas fritas	3½ oz.	529
Pizza de queso y tomate	3½ oz.	258
Sándwich de ensalada de atún	3½ oz.	221
Sándwich de huevo y berro	3½ oz.	232
Sándwich de jamón y queso	3½ oz.	288
Sándwich de queso y chutney	3½ oz.	228
Tajaditas de vegetales	3½ oz.	502

ALIMENTO	TAMAÑO DE LA PORCIÓN	CALORÍAS POR PORCIÓN
Taramasalata (ensalada de huevas de pescado, Grecia y Turquía)	3½ oz.	516
Tzatziki (salsa de yogurt con pepino, ajo, limón, Grecia y Turquía)	3½ oz.	137
DULCES Y POSTRES		
Baklava (pastel de pasta filo con nueces trituradas, Oriente Medio)	3½ oz.	498
Barritas retorcidas de regaliz	3½ oz.	325
Brownie	3½ oz.	419
Caramelos de menta, Altoid Strong Mints	3½ oz.	395
Chocolate blanco	3½ oz.	567
Chocolate con leche	3½ oz.	549
Chocolate negro	3½ oz.	547
Chocolate, croissant	3½ oz.	433
Chocolate, Dairy Milk de Cadbury	3½ oz.	525
Chocolate, galletas con chips de	3½ oz.	499
Chocolate, Green and Black, 70%	3½ oz.	575
Chocolate, Green and Black, 85%	3½ oz.	630
Chocolate, Lindt, 70%	3½ oz.	540
Chocolate, mousse	3½ oz.	174
Chocolate, torta glaseada	3½ oz.	414
Coco seco rallado, con dulce	3½ oz.	466
Coco seco rallado, sin dulce	3½ oz.	632
Crispetas o palomitas de maíz, acarameladas	3½ oz.	427
Galletas de avena y uvas pasas	3½ oz.	445
Galletas de mantequilla	3½ oz.	523
Goma de mascar normal	1 barra	11

Contador de calorías

ALIMENTO	TAMAÑO DE LA PORCIÓN	CALORÍAS POR PORCIÓN
Goma de mascar, sin azúcar	1 pastilla	5
Helado de agua o sherbet de limón	3½ oz.	390
Helado de agua o sorbete de limón	3½ oz.	118
Helado de vainilla, normal	3½ oz.	190
Jengibre cristalizado	3½ oz.	351
Malvaviscos	3½ oz.	338
Muffins de mora o arándano azul	3½ oz.	387
Pan de uva y canela, de molde	3½ oz.	280
Panecillo de mantequilla, solo	3½ oz.	366
Pie de manzana	3½ oz.	262
Tarta de manzana francesa	3½ oz.	265
Tic Tacs	3½ oz.	391
Tiramisú	3½ oz.	263
Toffee	3½ oz.	459
Torta de limón	3½ oz.	366
Torta de zanahoria, glaseada	3½ oz.	359
Uvas pasas cubiertas con chocolate con leche	3½ oz.	418
Uvas pasas cubiertas con yogurt	3½ oz.	447

Agradecimientos

Este libro no habría sido posible sin los muchos científicos que con tanta generosidad nos aportaron su tiempo y sus investigaciones. Entre ellos están el Dr. Luigi Fontana de la Washington University School of Medicine; el Profesor Mark Mattson del National Institute of Aging; la Dra. Krista Varady de la University of Illinois en Chicago; y el Profesor Valter Longo, director del USC Longevity Institute.

Un agradecimiento enorme para Aidan Laverty, editor del programa *Horizon* de la BBC, quien me encaminó al feliz mundo del ayuno intermitente, y a todo el equipo de producción, pero especialmente a Kate Dart y Roshan Samarasinghe. También quiero dar las gracias a Janice Hadlow, quien tuvo el coraje de ponerme por primera vez frente a las cámaras y me dio la oportunidad de ensayar nuevas cosas.

Gracias a Nicola Jeal en *The Times* por su inventiva y apoyo constantes.

También damos gracias a Rebecca Nicolson, Aurea Carpenter y Emmie Francis en Short Books, por su excelente trabajo y por haber captado de inmediato el potencial de *La dieta FastDiet* para cambiar vidas.

207

Notas

Capítulo Uno

1 B. M. Popkin y K. J. Duffey, "Does hunger and satiety drive eating anymore? Increasing eating occasions and decreasing time between eating occasions in the United States," *American Journal of Clinical Nutrition*, 91 (mayo 2010): 1342–47.

2 M. Mattson y E. Calabrese, "When a little poison is good for you," *NewScientist*, 2668 (agosto 6, 2008): 36–39.

3 A. J. Carlson y F. Hoelzel, "Apparent prolongation of the life span of rats by intermittent fasting," *Journal of Nutrition*, 91 (1945): 363–75.

4 E . Bergamini, G. Cavallini, A. Donati, y Z. Gori, "The role of autophagy in aging: its essential part in the anti-aging mechanism of caloric restriction," *Annals of the New York Academy of Science*, 1114 (octubre 2007): 69–74.

5 K. A. Varady, S. Bhutani, E. C. Church, y M. C. Klempel, "Short-term modified alternate-day fasting: A novel dietary strategy for weight loss and cardio-protection in obese adults," *American Journal of Clinical Nutrition*, 90, no. 5 (noviembre 2009): 1138–43. M. C. Klempel, C. M. Kroeger, y K. A. Varady, "Alternate-day fasting (ADF) with a high-fat diet produces similar weight loss and cardio-protection as ADF with a low-fat diet," *Metabolism*, 2013 ene;62(1):137–43. http://www.ncbi.nlm.nih.gov/pubmed/22889512

6 M. N. Harvie et al. Genesis Prevention Centre, University Hospital of South Manchester NHS Foundation Trust, UK. "Intermittent, Low-Carbohydrate Diets More Successful Than Standard Dieting;

Possible Intervention for Breast Cancer Prevention." Presentation at the CTRCAACR San Antonio Breast Cancer Symposium, Diciembre 2011.

7 M. Hatori, C. Vollmers, A. Zarrinpar, L. DiTacchio, et al., "Time-restricted feeding without reducing caloric intake prevents metabolic diseases in mice fed a high-fat diet," *Cell Metabolism*, 15, no. 6 (2012): 848–60.

8 K. I. Erickson, M. W. Voss, R. S. Prakash, C. Basak, et al., "Exercise training increases size of hippocampus and improves memory," *Proceedings of the National Academy of Science of the United States of America*, 108, no. 7 (enero 2011): 3017–22.

9 V. K. Halagappa, Z. Guo, M. Pearson, Y. Matsuoka, et al., "Intermittent fasting and caloric restriction ameliorate age-related behavioral deficits in the triple-transgenic mouse model of Alzheimer's disease," *Neurobiology of Disease*, 26, no. 1 (abril 2007): 212–20.

10 Y. Shirayama, A. C. Chen, S. Nakagawa, D. S. Russell, y R. S. Duman, "Brain-derived neurotrophic factor produces antidepressant effects in behavioral models of depression," *Journal of Neuroscience*, 22, no. 8 (abril 2002): 3251–61.

11 B. Li, K. Suemaru, Y. Kitamura, R. Cui, et al., "Strategy to develop a new drug for treatment-resistant depression—role of electroconvulsive stimuli and BDNF," *Yakugaku Zasshi* (*Journal of the Pharmaceutical Society of Japan*), 127, no. 4 (abril 2007): 735–42.

12 N. Halberg, M. Henriksen, N. Soderhamn, B. Stallknecht, et al., "Effect of intermittent fasting and refeeding on insulin action in healthy men," *Journal of Applied Physiology*, 99, no. 6 (diciembre 2005): 2128–36.

13 L. Raffaghello, C. Lee, F. M. Safdie, M. Wei, et al., "Starvationdependent differential stress resistance protects normal but not cancer cells against high-dose chemotherapy," *Proceedings of the National Academy of Sciences of the United States of America*, 105, no. 24 (junio 2008): 8215–20.

14 C. Lee; L. Raffaghello, S. Brandhorst, F. M. Safdie, et al., "Fasting cycles retard growth of tumors and sensitize a range of cancer cell types to chemotherapy," *Science Translational Medicine*, 4, no. 124 (March 7, 2012): 124ra27.

15 F. M. Safdie; T. Dorff, D. Quinn, L. Fontana, et al., "Fasting and cancer treatment in humans: A case series report," *Aging*, 1, no. 12 (diciembre 31, 2009): 988–1007.

16 M. N. Harvie, M. Pegington, M. P. Mattson, J. Frystyk, et al., "The effects of intermittent or continuous energy restriction on weight loss and metabolic disease risk markers: a randomized trial in young overweight women," *International Journal of Obesity*, 35, no. 5 (mayo 2011): 714–27.

17 Page et al., "Waist-Height Ratio as a Predictor of Coronary Heart Disease Among Women," *Epidemiology*, 20, no. 3 (mayo 2009): 36–66.

18 J. R. Stradling y J. H. Crosby, "Predictors and prevalence of obstructive sleep apnoea and snoring in 1001 middle-aged men," *Thorax*, 46, no. 2 (febrero 1991): 85–90.

Capítulo Dos

1 M. N. Harvie, M. Pegington, M. P. Mattson, J. Frystyk, et al., "The effects of intermittent or continuous energy restriction on weight loss and metabolic disease risk markers: a randomised trial in young overweight women," *International Journal of Obesity*, 35, no. 5 (mayo 2011): 714–27.

2 H . J. Leidy, M. Tang, C. Armstrong, C. B. Martin, and W. W. Campbell, "The effects of consuming frequent, higher protein meals on appetite and satiety during weight loss in overweight/obese men," *Obesity*, 19, no. 4 (2011):818–24.

A. Astrup, "The satiating power of protein—a key to obesity prevention?" *American Journal of Clinical Nutrition*, 82, no. 1 (julio 2005):1–2.

T. Halton and F. Hu, "The effects of high protein diets on thermogenesis, satiety, and weight loss," *Journal of the American College of Nutrition*, 23, no. 5 (octubre 2004):373–85.

3 C. B. Ebbeling, J. F. Swain, H. A. Feldman, W. W. Wong, et al., "Effects of dietary composition on energy expenditure during weight-loss maintenance," *Journal of the American Medical Association*, 307, no. 24 (junio 2012):2627–34.

4 C. E. O'Neil, D. R. Keast, T. A. Nicklas, V. L. Fulgoni III, "Nut Consumption Is Associated with Decreased Health Risk Factors for Cardiovascular Disease and Metabolic Syndrome in U.S. Adults: NHANES 1999–2004," *Journal of the American College of Nutrition*, 30, no. 6 (diciembre 2011):502–10.

E. Ros, L. C. Tapsell, y J. Sabate, "Nuts and berries for heart health," *Current Atherosclerosis Reports*, 12, no. 6 (noviembre 2010):397–406.

5 J. S. Vander Wal, A. Gupta, P. Khosla, and N. V. Dhurandhar, "Egg

breakfast enhances weight loss," *International Journal of Obesity*, 32, no. 10 (octubre 2008):1545–51.

6 Brian Wansink, *Mindless Eating: Why We Eat More Than We Think* (New York: Bantam Books, 2006).

7 T. Mann, A. J. Tomiyama, E. Westling, A. Lew, et al., "Medicare's search for effective obesity treatments: diets are not the answer," *American Psychologist*, 62, no. 3 (abril 2007):220–33.

8 "The Myriad Benefits of Intermittent Fasting," *Mark's Daily Apple*, http://www.marksdailyapple.com/health-benefits-of-intermittent -fasting/#axzz2QTD8n;UD.

9 Dom Joly, "I've discovered how to lose weight: fast," *The Independent*, noviembre 11, 2012, http://www.independent.co.uk/voices/comment/ive-discovered-how-to-lose-weight-fast-8303657.html.

10 K. Van Proeyen, K. Szlufcik, H. Nielens, K. Pelgrim, et al., "Training in the fasted state improves glucose tolerance during fat-rich diet," *Journal of Physiology*, 588, Pt 21 (noviembre 2010):4289–302.

11 C. K. Morewedge, Y. E. Huh, y J. Vosgerau, "Thought for food: imagined consumption reduces actual consumption," *Science*, 330, no. 6010 (diciembre 2010):1530–3.

12 E . E. Mulvihill, J. M. Assini, J. K. Lee, E. M. Allister, et al., "Nobiletin attenuates VLDL overproduction, dyslipidemia, and atherosclerosis in mice with diet-induced insulin resistance," *Diabetes*, 60, no. 5 (mayo 2011):1446–57.

13 E . E. Mulvihill, E. M. Allister, B. G. Sutherland, D. E. Telford, et al., "Naringenin prevents dyslipidemia, apolipoprotein B overproduction, and hyperinsulinemia in LDL receptor-null mice with diet-induced insulin resistance," *Diabetes*, 58, no. 10 (2009):2198–210.

14 K. Fujioka, F. Greenway, J. Sheard, y Y. Ying, "The effects of grapefruit on weight and insulin resistance: relationship to the metabolic syndrome," *Journal of Medicinal Food*, 9, no. 1 (2006):49–54.

15 M. Waldecker, T. Kautenburger, H. Daumann, S. Veeriah, F. Will, H. Dietrich, B. L. Pool-Zobel, D. Schrenk, "Histone-deacetylase inhibition and butryrate formation: Fecal slurry incubations with apple pectin and apple juice extracts," *Nutrition*, 24, no. 4 (abril 2008):366–74.

16 A. V. Rao and S. Agarwal, "Role of Antioxidant Lycopene in Cancer and Heart Disease," *Journal of the American College of Nutrition*, 19, no. 5 (octubre 2000):563–9.

17 J. Karppi, J. A. Laukkanen, J. Sivenius, K. Ronkainen, y S. Kurl, "Serum lycopene decreases the risk of stroke in men," *Neurology*, 79, no. 15 (octubre 2012):1540–7.

18 S. Moghe, "Blueberries may inhibit development of fat cells," Press Release, Federation of American Societies for Experimental Biology, in *Science Daily*, abril 10, 2011.

19 T. Miron, I. Shin, G. Feigenblat, L. Weiner, et al., "A spectrophotometric assay for allicin, alliin, and alliinase: with a chromogenic thiol: reaction of 4-mercaptopyridine with thiosulfinates," *Analytical Biochemistry*, 307, no. 1 (2002):76–83.

20 J. Flood y B. Rolls, "Eating soup will help cut calories at meals," Paper presented at the Experimental Biology Conference in Washington, D.C., abril 2007. Available in print as "Soup preloads in a variety of forms reduce meal energy intake," *Appetite*, 49, no. 3 (noviembre 2007):626–34.

21 V. Dewanto, X. Wu, K. K. Adom, y R. H. Liu, "Thermal processing enhances the nutritional value of tomatoes by increasing total antioxidant activity," *Journal of Agricultural and Food Chemistry*, 50, no. 10 (abril 2002):3010–4.

22 C. Miglio, E. Chiavaro, A. Visconti, V. Fogliano, y N. Pelligrini, "Effects of different cooking methods on nutritional and physicochemical characteristics of selected vegetables," *Journal of Agricultural and Food Chemistry*, 56, no. 1 (diciembre 2007):139–47.

23 C. P. Herman and D. Mack, "Restrained and unrestrained eating," *Journal of Personality*, 43, no. 4 (1975):647–60.

24 V. Schusdziarra, M. Hausmann, C. Wittke, J. Mittermeier, et al., "Impact of breakfast on daily energy intake—an analysis of absolute versus relative breakfast calories," *Nutrition Journal*, 10 (enero 2011):5.

25 A. E. Mesas, L. M. León-Muñoz, F. Rodríguez-Artalejo, y E. López-García, "The effect of coffee on blood pressure and cardiovascular disease in hypertensive individuals: a systematic review and meta-analysis," *American Journal of Clinical Nutrition*, 94, no. 4 (2011):1113–26.

S.Larsson and N. Orsini, "Coffee consumption and risk of stroke: a dose-response meta-analysis of prospective studies," *American Journal of Epidemiology*, 174, no. 9 (septiembre 2011):993–1001.

A. Floegel, T. Pischon, M. M. Bergmann, B. Teucher, et al., "Coffee consumption and risk of chronic disease in the European

Notas

Prospective Investigation into Cancer and Nutrition(EPIC)–German study," *American Society for Nutrition*, 95, no. 4 (abril 2012):901–8.
26 D. T. Kirkendall, J. B. Leiper, Z. Bartagi, J. Dvorak, and Y. Zerguini, "The influence of Ramadan on physical performance measures in young Muslim footballers," *Journal of Sports Science*, 26, Supplement 3 (diciembre 2008):S15–27.
27 K. Van Proeyen, K. Szlufcik, H. Nielens, M. Ramaekers, y P. Hespel, "Beneficial metabolic adaptations due to endurance exercise training in the fasted state," *Journal of Applied Physiology*, 110, no. 1 (enero 2011):236–45.
28 M. P. Harber, A. R. Konopka, B. Jemiolo, S. W. Trappe, et al., "Muscle protein synthesis and gene expression during recovery from aerobic exercise in the fasted and fed states," *American Journal of Physiology: Regulatory, Integrative and Comparative Physiology*, 299, no. 5 (noviembre 2010):R1254–62.
29 L. Deldicque, K. De Bock, M. Maris, M. Ramaekers, et al., "Increased p7026k phosphorylation during intake of a protein-carbohydrate drink following resistance exercise in the fasted state," *European Journal of Applied Physiology*, 108, no. 4 (marzo 2010):791–800. Nota: tanto este como los tres estudios precedentes fueron mencionados en el sitio web Mark's Daily Apple: http://www.marksdailyapple.com/fasting-exercise-workout-recovery.
30 Van Proeyen et al., op. cit.
31 G. Reynolds, "Phys Ed: The Benefits of Exercising Before Breakfast," *New York Times*, Well blog, diciembre 15, 2010, http://well.blogs.nytimes.com/2010/12/15/phys-ed-the-benefits-of-exercising-before-breakfast.
32 M. A Tarnopolsky, "Gender differences in substrate metabolism during endurance exercise," *Canadian Journal of Applied Physiology*, 25, no. 4 (2000):312–27.
33 S. R. Stannard, A. J. Buckley, J. A. Edge, M. W. Thompson, "Adaptations to skeletal muscle with endurance exercise training in the acutely fed versus overnight-fasted state," *Journal of Science and Medicine in Sport*, 13, no. 4 (julio 2010):465–9.
34 L. K. Heilbronn, S. R. Smith, C. K. Martin, S. D. Anton, y E. Ravussin, "Alternate-day fasting in nonobese subjects: effects on body weight, body composition, and energy metabolism," *American Journal of Clinical Nutrition*, 81, no. 1 (enero 2005):69–73.

35 J. Webber y I. A. Macdonald, "The cardiovascular, metabolic and hormonal changes accompanying acute starvation in men and women," *British Journal of Nutrition*, 71, no. 3 (marzo 1994):437–47.

36 Heilbronn et al., op. cit.

37 Ibid.

Índice

Índice

Índice

Acerca de los autores

El Dr. Michael Mosley obtuvo su primer grado en ciencias políticas, filosofía y economía en Oxford University antes de realizar sus prácticas médicas en el Royal Free Hospital en Londres. Una vez aprobado su examen médico, se integró a la British Broadcasting Corporation (BBC) como productor de televisión. Allí, creó numerosos documentales de ciencia e historia, premiados, para la BBC y para el Discovery Channel de Estados Unidos de América, TLC y PBS. Entre ellos, la serie nominada al Emmy, *The Human Face* con John Cleese y Liz Hurley, la ganadora del Emmy *Pompeii: The Last Day* y la nominada al Emmy *Supervolcano*. También colaboró en la creación de la película de Discovery Channel, *Global Warning: What You Need to Know*, ganadora de un Emmy.

Eat, Fast and Live Longer, el documental del Dr. Mosley que inspiró este libro, aparecerá en PBS en abril de 2013 como parte de una nueva serie de sus documentales. Por estas contribuciones a la programación médica, el Dr. Mosley fue elegido Periodista Médico del Año por la British Medical Association.

• • •

Mimi Spencer es periodista y escritora. Durante más de veinte años, ha escrito artículos para periódicos y revistas de circulación nacional en el Reino Unido, entre ellos *The Observer*, *The Times*, *Vogue* y *Harper's Bazaar*. Como editora de la moda del *London Evening Standard*, ganó el Premio a la Periodista de la Moda del Año en 2000, y pasó a editar el *ES Magazine* semanal del periódico. Durante más de una década ha tenido una columna en el *Mail on Sunday*, en la que escribe para 3 millones de lectores semanales, sobre la moda, belleza, comidas, estilo de vida, dietas y figura del cuerpo. En 2009, inspirada en su interés personal y profesional por las actitudes de las mujeres con respecto a la pérdida de peso, escribió *101 Things to Do Before You Diet*. En la actualidad, ella escribe periódicamente sobre temas y estilo de vida femeninos para el *Saturday Times*, *Marie Claire*, *Red* y otras publicaciones. La sra. Spencer vive en Brighton, en la costa sur de Inglaterra, con su esposo y sus dos hijos.

Para mayor información, visite www.thefastdiet.co.uk.